本当に怖いアルコール依存症

家族も病気になっていませんか？

上妻英正

22世紀アート

目次

まえがき・・ 7

１、アルコールとは？・・・・・・・・・・・・・・・・・・・・・・・・・・・・・・・・・・ 10

２、アルコール中毒とアルコール依存症・・・・・・・・・・・・・・・・・・・ 12

３、アルコール依存症とは・・・・・・・・・・・・・・・・・・・・・・・・・・・・・・ 15

４、病気の意味・・・・・・・・・・・・・・・・・・・・・・・・・・・・・・・・・・・・・・ 17

５、なぜアルコール依存症という病気にかかるのか。・・・・・・・・・・ 20

６、アルコール依存症とはどんな病気か？・・・・・・・・・・・・・・・・・ 23

７、慢性進行性で死に至る病気・・・・・・・・・・・・・・・・・・・・・・・・・ 26
　　＜典型的な男性の飲酒者の経過＞ ・・・・・・・・・・・・・・・・・・・・ 27
　　＜典型的な男性のアルコール依存症の経緯＞ ・・・・・・・・・・・・ 28

８、アルコール依存症の診断基準・・・・・・・・・・・・・・・・・・・・・・・ 32
　　＜アルコール依存症の診断基準　ICD-10＞ ・・・・・・・・・・・・・ 32
　　＜解説＞ ・・・・・・・・・・・・・・・・・・・・・・・・・・・・・・・・・・・・・・ 33

９、いつから依存症か。どうなったら依存症か・・・・・・・・・・・・・・ 38

１０、アルコール離脱症候群・・・・・・・・・・・・・・・・・・・・・・・・・・・ 43
　　１）早期（前期）離脱症候群(小離脱) ・・・・・・・・・・・・・・・・・ 44
　　２）後期離脱症候群(大離脱、振戦せん妄)：前期離脱だけで後期離脱が起
　　　こらない時期の人もいます。 ・・・・・・・・・・・・・・・・・・・・・・・ 45
　　３）他に遷延性離脱症候群があります ・・・・・・・・・・・・・・・・・ 45

１１、飲酒に関する偏った考え方。認知のゆがみ、偏り。・・・・・・・・ 47

１２、否認が目立つ病気・・・・・・・・・・・・・・・・・・・・・・・・・・・・・・ 49

１３、治らない病気：治癒はしないが断酒は出来る。断酒は出来るが再飲酒
（スリップ）や再発が多い。・・・・・・・・・・・・・・・・・・・・・・・・・・ 54

１４、生き方は二つに一つ・・・・・・・・・・・・・・・・・・・・・・・・・・・・ 56

１５、家族や周囲を巻き込んでいく病気・・・・・・・・・・・・・・・・・・・ 58

１６、アルコール依存症の関連問題（障害）、・・・・・・・・・・・・・・・ 60
　１）個人の問題、障害.. 60
　２）社会的な問題.. 71
　３）家庭の問題：夫婦関係の破綻。親子関係の破綻。子供の問題。別居や
　　離婚。家庭の崩壊。...................................... 73
　　＜COA：Children　Of　Alcoholics　アルコール依存症の人がいる家庭の
　　子供たち＞.. 77
　　＜アダルトチルドレン（AC）　ACOA：Adult　Children　of　Alcoholics＞
　　・・ 79

１７、暴力の問題・・ 81

１８、依存症になるほど、毎日のように多量に飲酒をした理由・・・・・・ 84

１９、アルコール依存症になりやすい人・・・・・・・・・・・・・・・・・・・・・・・・ 89

２０、アルコール依存症の様々なタイプ。・・・・・・・・・・・・・・・・・・・・・・ 94

２１、飲酒問題のある人の治療、依存症の治療・・・・・・・・・・・・・・・・・・ 97
　１）減酒・節酒... 98
　２）断酒.. 104
　３）断酒の治療.. 107
　　１、断酒治療の種類 107
　　２、断酒の入院治療：基本的に本人が入院を希望した場合のみです。
　　・・・ 108
　　３、断酒の通院治療 111
　　＜断酒を継続するためのその他の方法＞ 127
　　＜再飲酒、再発。何度失敗してもいい＞ 136
　　＜飲めない → 飲まない → 飲む必要がない＞ 138

２２、断酒後の問題・・・・・・・・・・・・・・・・・・・・・・・・・・・・・・・・・・・・・・・ 139
　１）本人... 139
　２）家族... 140

２３、断酒が継続的に安定して続くには・・・・・・・・・・・・・・・・・・・・・・ 143

２４、そうです。家族も依存症です。・・・・・・・・・・・・・・・・・・・・・・・・ 144
　　＜共依存（症）＞　co‐dependence 、co-dependency、....... 146
　　＜家族が間違いやすい考え方や行動＞ 149

＜アルコール依存症は、お酒をやめようとしても、自分ではやめられない病気です＞ 161
　　＜やめたい気持ちと、飲みたい気持ち＞ 162
　　＜なぜお酒をやめないのか。なぜ治療を受けないのか＞ 168
　　＜アルコール依存症の家族がすぐにすべきこと＞ 174
　　＜家族の対応＞ 177
　　＜飲酒運転について＞ 187

資料Ⅰ　「アルコール　スクリーニングテスト」 190

資料Ⅱ　「DSM‐5」によるアルコール使用障害（依存症）診断基準 195

資料Ⅲ　「アルコールによる酔いの深度について」 197

資料Ⅳ　「アルコール関連問題・障害」 198

資料Ⅴ　「否認」 201

資料Ⅵ　「アルコール依存症関連問題・障害」 207
　　＜個人的問題・障害＞ 207
　　＜家庭の問題＞：家庭生活の崩壊 209
　　＜社会的な問題＞：社会生活の崩壊 210
　　＜生命の問題＞ 210

資料Ⅶ　「アルコールの量の単位」 212

資料Ⅷ　「アルコールの血中濃度・呼気中濃度と臨床症状」 215

資料Ⅸ　「依存症の用語、定義、分類等」 217
　　＜依存症：コントロール障害（制御・抑制障害）、嗜癖、使用障害＞ 219
　　＜コントロール障害（行為・行動障害）＞：快をもたらす行為・行動のコントロールができない。 219
　　＜アルコール使用障害＞ 221

資料Ⅹ　「格言」 223

＜あとがき＞ 227

参考文献 229

著者略歴 241

5

まえがき

そうです、あなたは
アルコール依存症
です！

　あなたは診断基準や医者や他人からの評価ではなく、本当に心の底から自分がアルコール依存症だと認めていますか。自分はお酒には無力だと認めていますか。回復はそこから始まります。

　そして、その人以外でこの本を手に取る人はお酒に関することで何か悩んでいる人ではないかと思います。最近お酒を飲み過ぎている、飲んで失敗した、このままではまずいのでは、依存症ではないのか、何とかしないと、などと不安になっている方なのではないのでしょうか。まずこの本を読んでアルコールに関する問題や障害の知識を得てこれ以上悩み事がひどくなる前に飲み方を変えて引き返してみたらどうでしょうか。それがうまく行かないようなら早めに専門の医療機関に相談に行ってみて下さい。今は減酒・節酒の相談や治療も行っている所も多くなっています。

　本書はアルコール依存症の患者さんやその家族、関係者の方々のための勉強会や講義で使っていたノートやパンフレット等を本にしたものです。前回は主に当院でのアルコール依存症の勉強会で使用

するために書いた本でした。今回は一般の読者を対象にして書いたものです。前回の本の内容に不満も反省も多々あり、もう少し詳しく正確にと訂正加筆し、そして依存症の家族の人達のための話しを追加して書いた本です。医療関係者に向けて書いた本ではなく、主に一般の読者に向けて書いたものなのでわかりやすく書いたつもりです。

　この本を読むことでアルコール依存症の知識と理解が得られ、アルコール依存症とは何なのか、なぜアルコール依存症になるのか、なるとどうなるのか、どうしたらいいのか、など知ることによって一人でも将来アルコール依存症ならないように早めに飲み方を変えたりして、依存症の予防の手助けになれば、そして本人も家族もこの病気から一人でも回復できるようになれば、いいなと思います。

＜飲みたければ飲めばいい。やめたければやめればいい＞

　お酒は法律で２０歳以上の人は使用が許可されています。２０歳を過ぎた人はお酒を飲むか飲まないかは本人の自由です。飲みたければ飲んで、飲みたくなければ飲まなければいい。そして、減らしたければ減らせばいい。やめたければやめればいいのです。減らそうと思っても減らせなかったり、やめようと思ってもやめられないのであれば、それは病気にかかったのかも知れません。病気がひどくなる前に早く専門の医療機関に相談に行きましょう。

　それではまずアルコール中毒、アルコール依存症というものの知識と理解を得るための話しから始めましょう。

・Medicine：薬。メディスン。基本的に病気の治療のために使用する薬剤。

・Drug：薬物、ドラッグ。病気の治療に使用しない、あるいは使用を法律で禁止されている薬剤など。

1、アルコールとは？

　アルコールは法律で使用が許可されている薬物です。合法ドラッグなどとも言われています。

　お酒（アルコール）やタバコ（ニコチン）、覚醒剤、麻薬などは、使用していると依存症になりやすい薬物なのです。こういう依存性を持った薬物を**依存性薬物**といいます。病院などで処方されている薬の中にも依存性があるものがあります。また日常的に使用しているものにも依存性があるものがあります。

　日本の依存性のある薬物や薬などには法律で許可されているものと禁止されているものがあります。主なものを挙げておきます。

　1）法律で使用が禁止されているもの
　　・20才未満のお酒（アルコール）
　　・20才未満のタバコ（ニコチン）
　　・覚醒剤（メタンフェタミンなど）
　　・大麻・マリファナ
　　・麻薬：オピオイド（アヘン・モルヒネ・ヘロイン）、コカイン、MDMA など。
　　・その他：LSD、危険ドラッグ、医療用大麻など。

２）法律で使用が許可されているもの

　・２０才以上のお酒（アルコール）

　・２０才以上タバコ（ニコチン）

　・コーヒー

　・精神安定剤：睡眠薬、抗不安薬等

　・鎮痛剤

　・医療用モルヒネ

　・風邪薬、咳止め液、その他。

３）不適切な使用方法

　・有機溶剤：シンナー、トルエンなど

　・ガス類など

　があります。国によっても時代によっても多少異なります。覚醒剤を使用した人を犯罪者と呼ぶなら、２０才未満で飲酒した人も同じく犯罪者です。両方とも日本の法律では使用を禁止されています。

２、アルコール中毒とアルコール依存症

　以前は、お酒を飲んでひどい問題を引き起こしていると「アルコール中毒」、略して「アル中」と言っていました。その状態もしくは本人をそう呼んでいましたが、その「アル中」と呼んでいたものは、現在は医学的には「アルコール依存症」と呼び、「アルコール中毒」は別のものとして区別しています。

　それでは「中毒」と「依存症」はどう違うのでしょうか。

　１）中毒

　　中毒とは、毒にあたる（中る）という意味で、毒が体の中に入ったために起こる反応、障害、症状などをいいます。例を挙げれば、一酸化炭素中毒、フグ中毒、食中毒などがあります。たとえば一酸化炭素中毒は、一酸化炭素という毒が体の中に入ってきた（吸い込む）ために様々な症状が出現します。吸い込んだ量が少ないと頭痛、めまい、吐き気、嘔吐等が起こりますが、大量に吸い込むと呼吸障害を起こして死んでしまいます。これが一酸化炭素中毒です。

　　ではアルコール中毒はどうでしょう。アルコールという毒が体に入る（飲む）とどうなるでしょう。少量だと、陽気になったり多弁になったりします。もっと飲むとふらついてまっすぐ歩けない、ロレツが回らないなどの症状が起こります。そして大量に飲むと

意識障害を起こし、昏睡、死亡となってしまいます。これがアルコール中毒です。ただしアルコール中毒と呼ぶのは、治療の必要な命に係わる様な重篤な場合だけです。軽い場合は中毒と呼ばずに、ただの酩酊（酔い）と言います。

２）依存症　dependence　ディペンデンス、dependency　ディペンデンシー

　では依存症とは何でしょう。例えば、頭痛とめまい、呼吸障害を訴えてＡさんが病院を受診し入院しました。診察すると、原因は台所の給湯器が不完全燃焼を起こしていたための一酸化炭素中毒による症状とわかりました。治療をして元気になって退院しました。その後Ａさんは、給湯器を修理して二度と一酸化炭素中毒を起こして病院を受診することはありませんでした。当たり前ですね。

　Ｂさんは上腹部痛と倦怠感を訴えて病院を受診しました。原因はお酒を飲みすぎて肝障害が起きたためでした。入院し治療を受けて元気になって退院しました。その後Ｂさんは医師の指示通りお酒の量を減らして二度と肝臓を悪くして病院を受診することはありませんでした。ＢさんはＡさんと同じ行動をとっています。あたりまえの行動ですね。ところが、同じ上腹部痛と倦怠感で病院を受診した 40 才のＣさんは、お酒の飲みすぎによる肝障害の診断で入院し、治療を受けて肝蔵も良くなって元気に退院しましたが、医師にお酒の量を減らすように指示されていたのにもかかわらず、数年後にまたお酒の飲みすぎで上腹部痛と倦怠感を訴えて病院を

13

受診し入院しました。そして治療を受けて再び元気になって退院をしましが、医師にお酒をやめないと肝障害がひどくなって死んでしまうと言われたにもかかわらずお酒を多量に飲み続け、その後も何度も入退院をくり返して５２才の若さで家族を残して肝硬変で亡くなってしまいました。

　さてこのＣさんは前の二人の場合と何が違うのでしょうか。例えば、脳に腫瘍が出来たために頭痛が起こっている人に、頭痛だけを治療していてもあまり意味はありません。頭痛を起こしている脳腫瘍そのものを治療しない限り根本的な治療になりません。同様に、お酒による肝障害で何度も入退院をくり返している人も、悪くなった肝臓だけを治療していてもあまり意味はないのです。「わかっているのに自ら肝臓を悪くするほど多量に飲酒する」という行為そのものを治さないとだめなのです。その「わかっているのに自ら肝臓を悪くするほど多量にお酒を飲んでしまう」という異常な行動を「**病気**」と認めて治療の対象とし、そしてその病気を「**依存症**」と名づけたのです。

→最近では依存症と言う名称だけではなく、嗜癖（addiction アディクション）、使用障害、コントロール障害などと言うこともあります。私は、依存症の疾患全体をコントロール障害と呼んで、薬物（アルコールを含む）とスマホぐらいを使用障害と呼んだらいいのではと思っています。（資料Ⅸを参照）

３、アルコール依存症とは

　それでは、「アルコール依存症とは何ですか」と聞かれたらなんと答えますか。その答えを一言で言えば、それは「病気」です。認知症やうつ病と同じ脳の病気です。そして風邪や糖尿病、癌などと同じ病気なのです。

　好きでお酒を飲んで勝手なことをして、嘘をつき、仕事もしないで朝からお酒を飲んで、家族や周囲に迷惑をかけ、暴力を振るって妻や子供を不幸のどん底に落としておいて、「あれが病気だって？」と納得できない家族もいるかもしれません。しかし「認知症」という病気になった人の家族が、本人の世話や引き起こす問題行動や対処に振り回されてひどい状態になり、家庭が崩壊してしまうこともあります。

　普通、病気にかかったからといって周囲から責められたりすることはありませんが、アルコール依存症は本人の「意志の問題」とか「性格・人間性の問題」で、本人が悪い、本人の責任、と周囲から責められたり、蔑視されたりしてきました。以前アルコール依存症は「アル中」と呼ばれ、アル中になるのは特殊な人で普通の人はならない。性格に問題がある人、自分勝手で人間性に問題がある人、お酒がやめられない意志が弱い人間。自分が悪い、好きでなった、自業自得、怠け者、どうしようもない人間などと言われて、病気とは思われてい

15

なかったのです。昔はうつ病も病気とはあまり思われていない時があり、うつ病で元気が出ない人に「気の持ちよう」だとか「なまけ病」などと言われることもありました。でも今では元気の出ない人はうつ病ではないかと思われて、病院を受診させて治療を受けさせます。

　しかしアルコール依存症は今も病気と認知されていない事が多いのです。残念ながら一般の人だけでなく医師や医療に関わる人でも病気と理解している人はあまり多くありません。精神科で働いている医師や医療関係者でも病気とは知っていても知識や経験の不足からくる誤解や偏見などから、アルコール依存症という病気にかかった「**病人**」に対する忌避感や蔑視感、誤った対応などは無くなっていません。

４、病気の意味

１）病気なので「性格」や「意志」とは直接関係がありません。

　アルコール依存症も風邪や胃潰瘍や糖尿病や癌といった病気とまったく同じように、性格（良いか悪いか）とか、意志（強いか弱いか）とかに直接関係がないということです。普通に生活している人はどんな人でも風邪をひく可能性があるのと同じように、**お酒を飲む人はどんな人でもみんなアルコール依存症になる可能性があります**。そして風邪をひいて咳がひどくても、意志が弱いから咳を止められないのではありません。咳は風邪の症状なので、意志の力で咳を完全に止めることは困難なのです。同じように、意志が弱くてお酒がやめられないのでもありません。意志の力でお酒を完全にやめるのは非常に困難なのです。意志の力で病気を治す事は出来ないのです。依存症になったのもお酒がやめられないのも性格に問題があるからだとか意志が弱いからだからではないのです。

　どんなに強い意志を持っていても、意志の力でお酒をやめ続けることは出来ませんが、お酒をやめようとする意志や、やめるための必要な治療を受けるための強い意志は必要です。

２）本人が悪いわけではない

17

アルコール依存症も病気ですから、他の病気と同じく本人が悪いわけではありません。病気になりたくてなる人はいません。お酒を飲んでいたらいつの間にか依存症という病気にかかってしまったのです。

タバコを吸っていた人が肺がんにかかったからといって、自分が悪い、自分の責任、好きで吸ってなった、タバコをやめなかったのが悪い、自業自得と言って批判したり、説教したり、文句を言ったりする人はいません。肺がんは病気なので、たとえ煙草を吸っていた人が肺がんにかかっても、説教や批判、文句などは言わずにきちんと治療を勧めます。

もちろんアルコール依存症になった責任は全くないとは言いませんが、それよりもお酒をやめようとしないことやお酒をやめるために出来る努力をしないことの責任は大きいと思います。もっと言うと、依存症になった事には本人に責任はないが、お酒をやめて回復する事には本人に大きな責任がある、ということだと思います。

3）治療方法があるのでは

性格や意志の問題なら、それを治療して良くするのは大変困難ですが、病気ならば治療ができるのでは、治るのではないかという希望があります。そして実際にこの病気には適切な治療方法があり、その治療を受けていれば断酒が出来るようになるのです。

４）正しい対処ができない

　普通、病気なら保健所や病院などの医療機関に相談や受診をしますが、本人も周囲の人も病気だと知らないために適切な対処ができません。またお酒の問題は人に知られたくないため簡単に人に相談をすることができないのです。自分で何とかしようとしたり、たとえ相談しようとしてもどこに相談していいかわからないので知人や上司に相談したり、宗教や占いに頼ったりしてしまいます。それでは病気は決して良くなることはなく、ますますひどくなってしまうだけです。

５、なぜアルコール依存症という病気にかかるのか。

　お酒を飲み始めた時から依存症の人はいません。依存症になろうとして飲酒した人もいません。お酒を飲んでいても依存症にならない人の方が大多数なのです。

　それでは、覚醒剤がやめられなくて、幻覚や妄想などが出てきたり、覚醒剤が切れてくると苦しくなる様な覚醒剤依存症(いわゆる覚醒剤中毒)にはなぜなるのでしょうか？　逆に、なぜあなたは覚醒剤依存症になっていないのでしょうか？　それは、覚醒剤を使ったことがないからです。覚醒剤を使わなければどんなにがんばっても覚醒剤依存症にはなりません。覚醒剤を使うから覚醒剤依存症になるのです。しかし覚醒剤を使った人の全員が覚醒剤依存症になるわけではありません（違法行為ではありますが）。興味本位で１回使った人は結構います。１回使用すると気分がよくなり元気になりますが、しばらくすると普通に戻ります。その人は１回使用した人で覚醒剤依存症者ではありません。覚醒剤を何年もの間、機会があった時だけとか年に数回、月に数回しか使わないような人や数年使用してやめてしまう人も多いのです。

　アルコールと同じように覚醒剤を使用している人も多くの人は覚醒剤依存症にならないのです。若い時に一緒に覚醒剤を使用していた仲間達と十数年ぶりに会ったら、みんな覚醒剤をやめていて働い

て結婚して家庭を持っているのを見て、なんで自分だけが覚醒剤を
やめられなくて刑務所を出たり入ったりしているのか、と愕然とし
たという体験談を読んだことがあります。

　覚醒剤依存症になるには、なるだけの時間と量が必要です。覚醒剤
を毎日の様に頻回に使用していると数か月で耐性ができてきて最初
の量では効かなくなりますので、量を増やしてそのまま数か月から
一年以上毎日の様に使用すると覚醒剤依存症になってしまいます。
当たり前のことですね。つまり毎日のように多量に一定期間以上使
い続けないと覚醒剤依存症にはならないのです。

　アルコールも全く同じことです。

　**日本酒にして３～４合以上の多量の飲酒を、毎日の様に１０年か
ら２０年以上飲み続ければ誰でもアルコール依存症になる**と考え
られています。ただし量や期間には個人差があります。

　つまりアルコール依存症は、**毎日の様に、長い期間、多量に、飲
酒していると誰でもかかる病気**なのです。女性は男性の半分から３
分の２の量と期間で依存症になると言われています。１０代の若い
時期からお酒を飲むと、わずか数年で依存症になる人もいます。アル
コール依存症になったということは、依存症になるだけの期間と量
を飲んだということです。

　理由が何であれ、**毎日、長期間、多量に飲酒していれば誰でもア
ルコール依存症になる**ということですが、逆に言うと、アルコール
依存症になったから毎日大量に飲酒するようになったのではありま
せん。アルコール依存症になる前から毎日多量に飲酒していたので

アルコール依存症になったのです。なぜアルコール依存症になっても いないのに毎日、長い間、多量に、飲酒したのか、この事がこの依 存症という病気の 1 番の問題であることが多いのです。覚醒剤など の薬物、ギャンブルやゲームなど、全ての依存症も同じことなので す。

６、アルコール依存症とはどんな病気か？

１）飲酒のコントロール障害（制御障害・抑制障害）を起こす病気です。お酒を飲んでも問題が起きないように適切にコントロールしてお酒を飲むことが出来なくなってくる病気です。

　　コントロール飲酒の障害には２種類あります。

①**飲酒自体のコントロール障害**：飲むか、飲まないかのコントロールが出来なくなってきます。

　　渇望と呼ばれる**病的**な強い飲酒欲求があるため、飲みたくなった時には意志の力では抑えることができなくて飲んでしまうのです。飲みたくなったら昼間でも飲酒したり、飲んではいけないときにも飲んでしまいます。

　　タバコ（ニコチン依存症）も同じです。タバコをやめようと思っても、吸いたくなったら我慢できずに、結局吸ってしまいます。

　　アルコール依存症は、この病的な強い飲酒欲求、渇望があるためにたとえお酒をやめようと決心してもなかなかやめられないのです。

　　そして、お酒を飲みたくなった時にコップ１杯のビールを飲んで「あ〜、おいしかった」で終われば何も問題は起こりません。しかしこの病気にはもう一つのコントロール障害があ

るのです。

　それは

②**飲酒の量のコントロール障害**：お酒を飲む量のコントロールが出来なくなって来ます。

　適量では止まらないのです。１杯でやめとこうと思って一杯飲むと、もっと飲みたくなって止まらなくなり飲めるだけ飲んでしまいます。そのため飲みすぎていろいろな問題を起こしてしまうのです。飲みすぎて起こす問題は人によりそれぞれ違います。

　たばこも１日２０本吸う人が、２本にしておこうと思ってもなかなかできなくて、結局２０本吸ってしまいます。

つまり、アルコール依存症は、自分ではお酒の量を減らそうと思っても減らせない、お酒をやめようと思ってもやめられない病気です。

　この２つのコントロール障害は同じように進行することが多いようですが、「飲酒自体のコントロール障害」が軽度で「量のコントロール障害」が重度の人、その逆の人やその２種類のコントロール障害の程度は軽症の人から重度の人まで様々で、進行度によっても飲酒問題の起こり方は様々です。例えば、飲酒自体のコントロール障害が軽度で、量のコントロール障害が重度の人は、お酒を普段は飲まないのですが、たまに飲むと大量に飲んでしまい問題を起こす、という事になってしまいます。その逆の場合もあります。最終的には２つのコントロール障害は両方とも重篤になり、連続飲酒（発作）になってし

まいます。

　２）連続飲酒（発作）と山形飲酒（サイクル）

　お酒を飲むと止まらなくて泥酔するまで飲んで寝てしまう。目が覚めるとすぐお酒を飲んでまた泥酔して寝てしまう。という事を数日〜数週間続ける。その間はほとんど食事もしないのでだんだん衰弱して動けなくなり寝たきりになります。最後はもうお酒も水ですら飲めなくなってやっとお酒が止まります。そうすると離脱症状が出現して非常に苦しい状態になりますが、１週間ぐらいでそれも治まって少しずつ食事もとれるようになり、だんだん元気になってきます。元気になったら、連続飲酒と離脱症状があまりにも辛かったのでしばらくお酒を飲むのをやめています。しかし、何かちょっとしたきっかけや、あれは飲みすぎたのが悪かった、飲みすぎさえしなければ大丈夫と考えたりしてお酒を少量飲み始めますが、気が付くと泥酔するまで飲んでまた連続飲酒に入ります。こういうお酒を飲み続けている時期と全く飲んでない時期をくり返すのを「**山形飲酒（サイクル）**」と言い、アルコール依存症の飲酒のコントロールを完全に失った末期的な飲み方です。

25

７、慢性進行性で死に至る病気

　この病気は、治療をしないで放置しておくと、身体や精神の病気、家庭的な問題、社会的な問題を併発しながら**ゆっくりと進行**していき、多くは５０代〜６０代で死んでいくことが多いようです。平均死亡年齢は５２歳だったという報告もあります。

　何の問題も無く適量のお酒を飲んでいた人が、ある日突然、お酒を大量に飲んで大きな問題を起こすようになるわけではありません。１０年〜１５年かけてゆっくりと進行し、いつの間にかひどくなっていきます。お酒を飲み始めた頃は、時々お酒を少量飲んでいただけだったのに、いつの間にか毎日飲むようになり、いつの間にか飲酒量も増えてしまったのです。つまりこの病気にかかると、飲酒していれば飲んだ分だけ必ず進行する病気なのです。

　飲酒のコントロール障害も依存症の初期のころは１０回飲みたくなった時には２回飲んでしまいますが、まだ８回は飲まずにコントロール（抑制）できます。中期になると１０回飲みたくなったら５回飲んでしまいます。末期になったら１０回飲みたくなったらもう１０回とも飲んでしまう、という風に徐々に進行して行きます。だから、この前お酒を飲みたくなっても飲まないでいられたから、毎日飲むわけではないから、毎回大量に飲むわけではないから依存症ではない、とは言えません。その時の依存症の進行の度合いや時期、状況

にもよります。

　アルコール依存症の**初期**にはたまに飲みすぎて軽い問題を起こすぐらいですが、徐々にひどくなって行き、依存症が**進行する**と飲酒して起こす問題は頻回になり内容も深刻になります。そして生活にも様々な支障が出てきて、お酒をやめないと、最後は仕事、家庭、友人・知人、財産、健康などすべてを失って一人で死んでいきます。

　死因で多いのは、肝障害、心疾患、脳血管障害、突然死、事故、自殺などです。

＜典型的な男性の飲酒者の経過＞

　昔からよくある典型的な男性の飲酒歴は、多くの人は２０歳前後よりお酒を飲み始めます（**初飲**）。最初の頃は歓送迎会、新年会、忘年会とかに飲み始め、友人とか仕事仲間に誘われて時々飲酒するようになります。量もあまり多くは飲めません（**機会飲酒**）。その後徐々に月に１回とか週に１回とか飲酒するようになり、段々とお酒のおいしさや楽しさを覚えて飲み慣れてくると、徐々に回数も増えて週に３〜４回以上飲酒するようになる人がいます（**習慣飲酒**）。徐々に量も以前より多く飲めるようになります（耐性ができてきている）。中には３０歳を過ぎる頃になると**毎日の様に多量に飲酒**するような異常な飲み方になる人もけっこういます（**常習飲酒**）。そして肝障害や二日酔い、酔ってトラブルを起こした、失敗したなど色々な飲酒しての問題などが時々起きてくる人もいます。しかしその頃になると

結婚もして子供も生まれ、仕事も地位が上がり忙しくなり、時間的にも経済的にも毎日多量に飲んでいるわけにはいかなくなります。まして飲酒して時々問題が起きてくると、これはまずいと思って飲み過ぎないように飲酒の量や回数をコントロールします。そして４０歳頃になると体力も落ちてきて、若い時と同じ量は飲めなくなって来ます。そのようにして多くの人は多量に飲み続けることは少なくなり、50代や60代では飲酒量も減って晩酌だけで適量で済ませたりするようになり、大きな飲酒問題は起こさないで普通の酒飲みのままで生涯を終わります。中には年を取ってからお酒を飲まなくなる人もいます。

＜典型的な男性のアルコール依存症の経緯＞

しかし中には４０歳頃になってもますます飲酒の量が増え、毎日多量に飲酒しては時々身体的、家庭的、社会的な問題などが起こるようになります。そしてその問題が徐々にひどくなっていく人がいます。これが依存症にかかった人ではないかと思われます。そうなるとお酒をやめないかぎりゆっくりと依存症は進行して行き、飲酒問題が頻回にそして深刻になり、最後は仕事や家庭、財産、健康などすべてのものを失って５０～６０代で死んでしまうという事になってしまいます。

中には仕事をしているために飲酒のブレーキがかかり、飲酒問題はあるが何とかひどい問題を起こさずに定年を迎えると、毎日暇に

なってすることがなく日中から飲酒するようになり、一気にアルコール依存症が進行して飲酒問題がひどくなり、家庭生活や社会生活に支障が出るようになる人もいます。

　依存症の進み方は個人差が大きいですが、２０代でもう離脱症状が出現している進行の早い人もいます。

　①初飲：飲酒開始　20歳頃

　　　初めて少量〜中等量の飲酒

　②機会飲酒　20代前半

　　　新年会、忘年会、歓送迎会、友人・仕事仲間と飲み会など、機会があった時に時々飲酒。量も多くはない。徐々に飲酒回数が増えてくる

　③習慣飲酒　20代後半

　　　週に３〜４回以上飲酒するようになる。耐性が出来てきて量も徐々に増加してくる。

　④常習飲酒　30才前半

　　　毎日多量に飲酒、時々飲みすぎて問題が起きる。

　⑤アルコール依存症の直前（pre-alcoholic）30代中頃

　　　重篤ではないが飲酒による何らかの問題があるが離脱症状はない、連続飲酒はない。

　⑥依存症初期　30代後半〜

　　　毎日多量に飲酒、飲酒して起こす問題が頻回でひどくなってきている。不眠。手のふるえ、発汗（寝汗）、嘔気・嘔吐などの離脱症状出現、ブラックアウト出現。

⑦依存症中期　40代〜

飲酒しての問題が継続してどんどんひどくなってきている。お酒による身体的な病気で内科受診や入院、精神科の病院に通院あるいは入院をするようになる。迎え酒、お酒を飲まないと動けない。離脱症状がひどくなる。失職する。離婚になる。知り合いと外で飲むことは無くなり、自宅で一人飲むことが多くなります。

⑧依存症末期　50代〜

周囲から孤立する。毎日一人で飲酒。朝や昼間から飲酒。連続飲酒。山型飲酒。離脱症状の幻覚・妄想が出現。衰弱してくる。内科や精神科の入院を繰り返す。

⑨死亡　５０代〜６０代

入退院をくり返して死亡。

依存症も中期を過ぎて重篤になった人は、いつもお酒を飲み過ぎてしまうために、このままではまずい、減らさないと、お酒をやめないと、と思っているのです。しかし渇望という病的な飲酒欲求のために我慢できなくなって「1杯だけだから」と決心して飲むのですが、1杯飲むともっと飲みたいという強烈な欲求が出てきて、いつも泥酔するまで飲んでしまいます。翌日目が覚めると「わかっているのにまた飲みすぎてしまった。やっぱり飲むんじゃあなかった」と後悔して猛反省し、しばらくやめたりするのです。しかしまた飲みたいという渇望が出て我慢できずに「本当に1杯だけ」と飲むのですが、1杯で

終わるわけもなく、気が付くとまたもと通り泥酔するほど飲んでしまっているのです。このくり返しを何度もしているともうお酒をやめる事をあきらめてしまい、自己嫌悪、自己卑下、自己否定も出て来て、その苦しみの中で捨て鉢になり、もう死にたいと思う様になることがあります。

8、アルコール依存症の診断基準

　アルコール依存症は病気なので、病気には診断基準があります。その診断基準を満たせば医学的にアルコール依存症と診断します。

＜アルコール依存症の診断基準　ICD-10＞

・過去１年間に以下の６項目の診断基準のうち３項目以上を満たすこと

　1、飲酒への強い欲望または切迫感

　2、飲酒行動の開始、終了、使用程度に関する抑制障害

　3、アルコールを減量または中止したときの離脱症状の出現、もしくは離脱症状を和らげたり、回避するために飲酒する。

　4、耐性の証拠

　5、飲酒のことで頭がいっぱいで、ほかの楽しみや関心がなくなるか減ってしまう。またはアルコールを手に入れることや飲むこと、酔いが醒めるのに活動時間の大部分を費やす。

　6、明らかな有害な結果が起きているのにもかかわらず飲酒を続けている。

＜解説＞

1、**病的な強い飲酒欲求・渇望**：飲みたいという、意志では抑えられない病的な強い飲酒欲求があるためにお酒を飲んでしまう。

・1年365日、1日もお酒を飲まない日がない。

・風邪や体調が悪い時や病気の時もお酒を飲んでいる。

・飲酒してはいけないときに飲酒する。

・今日だけはお酒をやめようと決心してやめるが、結局は飲んでしまう。休肝日を作ろうと思ってやり始めても結局は飲んでしまう。

・隠れて飲む。飲んでいても飲んでないと嘘をつく。

・昼間や夜中に冷蔵庫や戸棚などを開けてお酒を探すなどの探索行動がある。

・夜中や早朝にわざわざお酒を買いに行くなどの購入行動がある。

2、**飲酒行動の抑制障害**：最終的には飲酒のコントロールが全くできなくなり、連続飲酒を繰り返すようになる。

・開始の抑制障害

　　夜まで待てない。昼間からお酒を飲む。

　　仕事が終わって自宅に着くまで待てない。帰宅の途中のコンビニでお酒を買ってその場で飲んでしまう。

　　土曜、日曜など休日は朝や昼間から飲む。

・終了の抑制障害

少量、適量、短時間でやめられない。酔うまで飲む。飲める
　だけ飲む。

　　飲み始めると夜寝るまで飲んでいる。酔いつぶれて寝てし
　まうまで飲む。

　　酔って帰宅しても自宅でまた飲む。

　　買って帰ってきたお酒が無くなるとコンビニにお酒を買い
　に行ってきてまた飲む。それを繰り返す。

・使用程度の抑制障害

　　一口で飲む量が多い。飲酒の量が異常に多い。

　　飲み始めると寝るまで長時間にわたって飲酒する。酔いつ
　ぶれるまで飲む。

　　あるだけ飲んでしまうので、買い溜めができない。

　　つまみやご飯を食べないでお酒だけ飲む。

　　アルコール度数の高いお酒に変わる。

・連続飲酒（発作）

　　酔って寝てしまい、目を覚ますとすぐに飲酒してまた酔っ
　て寝てしまう。再び目を覚ますとまた飲酒して酔って寝てし
　まう、ということを何日も続ける。

3、**離脱症状の出現**：お酒を断ったり、量を減らしたり、お酒を飲
　んだ後に体内のアルコールの濃度が低下して出現する。©（離脱
　症候群参照）

・離脱症状は非常に苦しいが、お酒を飲めば消失するのでそれ
　を避けるため、予防するために飲酒する。

・症状：焦燥感(イライラ)、不安、体調不良、倦怠感、手指や体の震え、発汗（寝汗）、不眠（寝付けない、すぐ目が覚める）、嘔気・嘔吐、微熱、頻脈、高血圧、意識喪失ケイレン発作、幻覚、妄想等

4、**耐性ができる**：いわゆるお酒に強くなる。

・以前より飲酒量が増えている。大量にお酒が飲める。

・酔うのに大量のお酒が必要になるため、アルコール度数の高いお酒に変わる。

・二日酔いや、翌日酒臭が残るまで飲む。

5、**お酒中心の生活**：お酒を飲むことが最優先の生き方になっている。

・今日は○○で飲もうかな、などと昼間からお酒のことを考えている。

・お酒のない生活というのは考えられない。食事、睡眠、遊び、友人や職場の人との付き合いなど、生活のほとんどがお酒と関係している。

・お酒を飲むのは当たり前の事で、お酒を飲まないということは考えたこともない。

・朝まで飲酒していたり、二日酔いで昼まで寝ているなど、お酒に関することで1日の多くの時間が費やされる。

・お酒以外に楽しみがない。お酒だけが唯一の楽しみで、お酒を取ったら何の楽しみもない。お酒がないと生きていく甲斐がない。お酒をやめるぐらいなら死んだほうがまし、などと思っ

ている。

6、飲酒問題の継続：飲酒してのひどい問題が起きているにもかかわらず飲酒を続けている。

・飲酒しては周囲に迷惑をかけているため家族や周囲からお酒をやめろ、と何度も言われている。

・飲酒運転を続けている。

・酔って警察の世話になったり、お酒による事故やケガなどで救急車で運ばれたり、お酒による身体的病気で通院や入退院などをくり返している。

・「二日酔いや酒臭させて会社に来るな」、「今度飲んだら別れる、離婚する」などと言われているのに同じ事をくり返している。

・医師から「お酒をやめないと命にかかわる」と言われているのに飲酒している。

　このアルコール依存症の診断基準は、本人がするだけでなく、家族にもしてもらった方がより正確な判断が出来ると思います。そしてこの診断基準は、誰が見ても確実に依存症だとわかる様な中等症以上の重篤な依存症の人を診断する方法です。この診断基準が３項目以上当てはまる人は依存症でも重篤な方なので、断酒を開始しないと命に係わるようになって来ます。早く専門医療機関を受診して断酒を開始した方が良いと思います。上記の診断基準に２つしか当てはまらないので依存症ではないと判断された人も数年後には診断基準が３つ当てはまる様になっているかもしれません。たとえ基準が

１つも当てはまらない人でも何かお酒の問題が起きている人は早め
に専門の医療機関に相談に行き、進行して依存症にならないように、
今のうちにお酒の飲み方を変えて引き返してみたらどうでしょうか。

９、いつから依存症か。どうなったら依存症か

　一般的に、ただの大酒飲みとアルコール依存症者を区別するにはどうしたらいいのでしょうか。目の前にお酒を大量に飲んで酔っぱらっている二人の中年の男性が居ます。一人はただの大酒飲みでもう一人がアルコール依存症だとすると、この二人をどうしたら区別できるのでしょう。それはその人の日常生活を見ればいいのです。二日酔いで仕事を休んでばかりいたため仕事を首になりそうだとか、妻とお酒の問題で離婚しそうだとか、肝障害で内科に入退院をくり返しているとか、お酒のために問題があって生活に支障が出ている人が依存症者なのです。ただの大酒飲みの人は、今回は大量に飲んで酔ってはいますが、飲酒による重大な問題はなくお酒の事で生活に大きな支障は起きていない人の事です。しかしこの時はただの大酒飲みであってもそのままの大量飲酒を続けていれば数年後にはお酒による問題がひどくなり生活に支障が出てきて依存症と判断されるようになる可能性は高いのです。

　さて、お酒での問題が起きて来たとするといつから、あるいはどうなったら依存症なのでしょうか。

　医学的に言うと、依存症の診断基準（「８、アルコール依存症の診断基準　＜アルコール依存症の診断基準　ICD-10＞」）の６項目中の３項目以上が当てはまった時からアルコール依存症と診断します。

２項目以下のときは依存症とは診断できません。

依存症は慢性進行性なので初期の人から末期の人まで様々です。何の問題もなく適量のお酒を飲んでいた人が、ある日から突然アルコール依存症になって大量にお酒を飲んでひどい問題を起こすようになるわけではありません。気が付かないうちにゆっくりと病状は進行して行くのです。徐々に、仕事を失い、家庭を失い、住むところを失い死んでいきます。

例えば、飲酒しての問題を「二日酔いで仕事を休む」ということだけを取り上げてみましょう。典型的な中年の男性のアルコール依存症の人の例を挙げて見てみましょう。

現在彼は５０歳で、お酒を飲み過ぎて二日酔いで仕事を何回も休んでしまうために会社を何度も解雇されて仕事もなくなり、妻も離婚して出て行き、住むところも無くなり、毎日昼間から公園で一人お酒を飲み、酔っぱらってベンチに寝転がっているホームレスの中年の男の人です。誰が見てもアルコール依存症と判断するでしょう。

では、この男性の若い時はどうだったのでしょう。年代を追って見てみましょう。一体この男性は何歳の時に依存症になったのでしょうか。

　　　３４歳　仕事を始めて１０年間無遅刻無欠勤。自宅で妻と二人住まい。２０歳より時々飲酒。３０歳より毎日夜に多量に飲酒。

　　　３５歳　年１回、初めて飲みすぎて二日酔いで仕事を休む。

　　　３６歳　年２回、二日酔いで仕事を休む。

３７歳　年３回、二日酔いで仕事を休む。

３８歳　年４回、二日酔いで仕事を休む。

３９歳　年５回、二日酔いで仕事を休む。

４０歳　年６回、二日酔いで仕事を休む。上司より注意を受ける。

４１歳　年７回、二日酔いで仕事を休む。会社より注意を受ける。

４２歳　年８回、二日酔いで仕事を休む。今度、何度も休んだら解雇すると注意される。

４３歳　年９回、二日酔いで仕事を休む。注意されても改まらないため会社を解雇。転職。

４４歳　年１０回、仕事を休むために解雇、転職。

４５歳　年１１回、仕事を休むために解雇、転職。

４６歳　年１２回、仕事を休むために解雇。無職。

４７歳、無職、

４８歳、無職、離婚、自宅独居生活

４９歳、無職、生活保護、アパート独居生活

５０歳、無職、ホームレス生活。

　この男性は３５歳の時から１５年かけてゆっくりと進行して、５０歳の今は誰が見てもアルコール依存症とわかるぐらいひどい状態になっています。

　では、この男の人はいつから依存症と言うのでしょうか、どうなったら依存症というのでしょうか。仕事を年に４回休んだ３８歳の時

から依存症というのでしょうか。それとも、年に５回休むようになった３９歳の時から依存症というのでしょうか。年に何回休んだら依存症だとはっきりと一線を引くのは難しいと思います。病気の診断基準は、誰が見てもそうとわかるところで線を引かなくてはなりません。依存症の診断基準もそういう基準です。アルコール依存症の診断基準の６項目中３項目が当てはまる人は、医学的にアルコール依存症と診断しますが、２項目しか当てはまらない場合は医学的にはアルコール依存症ではないと診断します。しかし数年後に３項目が当てはまるようになり依存症と診断される可能性は非常に高いと思います。そうすると２項目が当てはまる時点では医学的にはまだ依存症と診断はできませんが、実際にはもう依存症（初期）になっていたのではないかとも思われます。

　上記の男の人も何歳から依存症だと線を引くのは難しいですが、後から見ると３０代の後半から４０歳の頃にはもう依存症にかかっていた（初期）のではないかと思われます。その時に「私はアルコール依存症ではない。依存症とは、仕事もしないで公園で昼間からお酒を飲んで酔っぱらっている人。私は仕事もしているし家庭もある。昼間からお酒を飲むこともない。あんな奴らと一緒にしないでくれ」と言ってお酒をやめなかったのでどんどん進行して、今の誰が見ても依存症とわかるひどい状態（末期）になったのです。３０代の後半、おそらく依存症の初期の頃にまだ飲酒を自分で何とかコントロールができるうちに早く気が付いて、お酒を減らしたりやめたりしていたら５０歳の今も普通の社会生活を送れていたのではないかと思い

41

ます。

　末期になったら誰が見ても依存症とわかりますが、初期から中期の人はここからが依存症と線を引くのは難しいと思います。結局、病状が進行しているかどうかが（医学的な診断は別にして）アルコール依存症になっているかいないかの重要な点ではないかと思います。

　あなたは以前に比べて何か飲酒問題がひどくなって来ていませんか？　もし進んでいるようでしたらこれ以上進行しないようにお酒の飲み方を変えて引き返したらどうでしょうか。それが出来ないようなら早めに専門の医療機関に相談に行った方が良いと思います。

１０、アルコール離脱症候群

　アルコール依存症が進行してくると、お酒を飲み終えると離脱症状（いわゆる禁断症状）が出現します。初めのころは手の震えや発汗、嘔気・嘔吐、不眠などの軽度のものですが、飲み続けているとどんどんひどくなって行きます。そして病気が進行すると、てんかん様意識喪失発作（アルコールてんかん）や幻覚、妄想が出現するようになります。離脱症状は非常に苦しくて辛いため、それが怖くてお酒がなかなかやめられない人もいます。

　離脱症状は飲酒を終えた後に数時間たって出現して来ます。以前はお酒を断つと出現するとのことで「禁断症状」と言われていましたが、お酒の量を減らしても出現するので「**離脱症状**」、もしくは退薬症候とも呼ばれています。お酒をやめたり飲酒の量を減らしたりすることにより**血中のアルコール濃度が低下すると出現する一過性**の症状です。一過性なので、この症状はそのまま**断酒**しているとほとんどは１～２週間以内に消失します。消失後に再びお酒を飲めば、**飲み終えた後の数時間後にまた離脱症状は出現**します。離脱症状が出現してきた時にお酒を飲むと消失することがあります。

　離脱症状は大きく２つに分けられます。早期離脱症候群と後期離脱症候群です。初期のころは前期離脱だけの時期がありますが、お酒を飲んでいると必ず進行して後期離脱も出現するようになります。

43

1）早期（前期）離脱症候群（小離脱）

　お酒をやめて数時間後より出現し始める症状です。お酒を飲んで血中のアルコール濃度を上げることによっても消失しますが、その飲んだお酒が切れてくるとまた出現するという悪循環になります。ピークは２０〜２４時間後で、そのまま断酒していれば２〜３日で消失します。

　身体症状には、倦怠感・体調不良、手指のふるえ（手指振戦）、発汗（寝汗や暑くもないのに汗をかく等）、吐き気、嘔吐、頭痛、高血圧、発熱、頻脈、不整脈などです。

　精神症状には、不眠、抑うつ気分、不安、焦燥感（イライラ）、てんかん様ケイレン発作、幻覚、錯覚などです。

　てんかん様ケイレン発作はいわゆるアルコールてんかんと呼ばれるもので、お酒を断って24時間以内に起こることが多い。突然意識を失って倒れて全身のけいれんを起こします。多くは数分で回復します。てんかん大発作に似た症状ですが本当のてんかんではありません。仕事帰りなどの夕方に起こることが多い。転倒してのケガと嘔吐しての窒息に注意する。回復後はてんかんの薬は必要ありません。

　幻覚は幻聴が主で、誰もいないのに声が聞こえたりします。錯覚は物の影や壁の模様が人に見えたりするようなことを起こします。そのため興奮して騒いだり、不穏になることがあります。意識障害は少ないので覚えていることが多い。

２）後期離脱症候群（大離脱、振戦せん妄）：前期離脱だけで後期離脱が起こらない時期の人もいます。

　前期離脱が治まってきた頃に続けて出現することが多い。ピークは３〜４日ごろ。その後多くは３〜４日で回復する。身体の衰弱や状態がひどい場合には死亡することがあります。

　身体症状には前期離脱と同じく全身の振戦、発汗、発熱、頻脈などの症状が出現することが多い。

　精神症状には幻覚、見当識障害、不穏・興奮などです。病状に消長があり、対応が良かったのに急にせん妄状態となり支離滅裂になったり、昼間は対応がよく夜になるとひどくなる夜間せん妄を起こすことがあります。

　幻覚は主に**幻視**で小さい虫が群れて見えることが多い（小動物幻視）。幻聴を伴うこともあります。見当識障害を起こして時間、場所、人物がわからなくなることがあります。このようなことが起こるため不安や恐怖、焦燥感などで不穏となり、興奮して騒ぐことがあります。意識障害の程度によりますが、せん妄時の出来事を覚えていない場合が多いようです。

３）他に遷延性離脱症候群があります

　断酒した後に、離脱症状が軽快してもイライラ（焦燥感）、多動、

易怒性、易刺激性、易衝動性、抑うつ、不安等が出現して感情が不安定なことが数か月続く場合があります。再びタバコを吸い始めたりあるいは本数が増えたり、カフェインの摂取が増えたり、甘いものや食事の量が増えたりすることがあります。

１１、飲酒に関する偏った考え方。認知のゆがみ、偏り。

　長年飲酒していると、お酒を飲むための都合のいい考えや言い訳を当たり前の事だと誤った、偏った認識をする様になってきます。この認知の偏りのために飲酒を正当化したり、否認が強くなってお酒をやめようとしない理由の一つです。

- ・お酒は百薬の長、飲むことはいい事。
- ・大人ならお酒を飲むのは当たり前の事。
- ・酒好きなら毎日飲むのが当たり前。
- ・お酒は強い人ほどえらい、かっこいい。
- ・お酒がない人生なんてつまらない。飲まない人は人生損している。
- ・お酒を飲むなら酔うのが当たり前。酔わないのなら飲む意味がない。
- ・嫌なことがあった時はお酒を飲んで忘れるのが一番いい。
- ・ストレス発散にはお酒が一番。ストレス解消にはお酒が必要。
- ・酒好きならたまに飲み過ぎて失敗するのはしょうがない、それくらいは誰でもある事。
- ・睡眠には寝酒が一番いい。眠れない時はお酒を飲んで寝ればいい。眠れないのでお酒を飲む、眠られればお酒は必要ない。
- ・一日の終わりはお酒で締める。飲まないと一日が終わらない。

- お酒は一日仕事を頑張った自分へのご褒美。飲めないなんてかわいそう。
- がみがみうるさく言うからお酒を飲んでしまう。
- お酒は飲みニケーション。人付き合いにはお酒が必要。仕事の付き合いにはお酒が必要。
- 一緒にお酒を飲まないと本当に仲良くなれない。
- 休日だから昼間からお酒を飲んでもいい。
- 夜勤明けだから朝からお酒を飲んでもいい。
- 二日酔いには迎え酒がいい。
- その他

１２、否認が目立つ病気

　アルコール依存症は**否認の病気**と言われています。否認とは事実を認めようとしない、事実をなかったような行動をとる人間の普通の行動です。人は自分に不都合な事やまずいこと、間違いや嫌なことなどを素直に認めることはなかなか出来ないものです。アルコール依存症は特にこの否認が強いために断酒や治療がなかなか進まない大きな理由の１つなのです。

　お酒を多量に飲んでは、酔って周囲に迷惑をかけたり、二日酔いで約束が守れなかったり、転んで怪我をしたりするようになったために、家族から「少しお酒を控えたらどうか」と提案されて、「そうだな、最近飲みすぎているなあ。少しお酒を控えようか」と飲みすぎを認めてお酒をやめたり、節酒ができれば問題ない事ですが、「たいしたことはない」、「そんなに飲んでない」、「このくらいならみんな飲んでいる」などと言って、家族や周囲の人の意見を素直に認めようとはしません。周囲からの飲みすぎだという話しや忠告を認めるとお酒をやめなければいけなくなります。それはお酒を飲みたいのでどうしても避けたいのです。そして今までにこのままではまずい何とかしないといけないと思って、自分で何度かお酒を減らしたりやめようとしてしばらくはがんばってみたのですが、結局は出来なかったという事も認めたくないのです。そして、酔ってしでかしたひどいこ

49

ともあまり覚えてないことや軽く見ていたり、気が付いていないこともあり、それとアルコールによる脳の影響や認知のゆがみなどにより、ますます否認を強化してしまいます。

　以下に、よくある主な本人の否認を挙げておきます。

- ・そんなに飲んでない。飲んでひどい問題を起こしたことはない。他人に迷惑をかけたことはない。（軽く考えていたり、酔って覚えていない）
- ・いやなことがあったので飲んだだけ。
- ・借金もしたことない。自分の金で飲んでいるだけ。それの何が悪い。
- ・自分と同じ様に毎日飲んでいる人はいっぱいいる。私だけではない。
- ・あの時はたまたまちょっと飲みすぎただけ。誰でもあること。
- ・少し飲みすぎて肝臓の数値が高くなっただけ。検査値が高い人は周りにいくらでもいる。
- ・自分よりお酒を飲んでいる人は周りにいっぱいいる。俺がアル中（依存症）ならみんなアル中（依存症）だ。
- ・やめなければいけない程ひどくない。
- ・私はアル中（依存症）ではない。アル中（依存症）とは、仕事もなく昼間からお酒を飲んで酔っ払ってふらふらしているやつ。私は違う、仕事もしている。あんな奴らと一緒にしないでくれ。
- ・離婚したのもお酒のせいではない、妻が悪い、妻が原因。会社

を辞めたのもお酒のせいではない、不景気でリストラされた。

・まだ依存症にはなってない。お酒をやめられないのが依存症。私は違う。やめようと思えばいつでもやめられる。この前は1週間やめた。

・お酒は自分でやめられる。本気でやめる決心をしたのでもうお酒は飲まない。飲みたいとも思わない。

・お酒さえやめていれば問題ない。お酒以外に何も問題ない。

　アルコール依存症の否認の中には2つの重要な否認があります。

　第一の否認と言われるのは「私はアルコール依存症ではない」、という否認です。

　アルコール依存症とは、仕事もなく昼間から酔っぱらってふらふらしているやつ。自分は違う。あんなにひどくない。あんな奴と一緒にしないでくれ、と主張します。自分がアルコール依存症と認めれば、あんな奴と同じ、お酒を飲んでひどい問題を起こしてお酒をやめられない意志の弱い情けない人間だということになってしまう事やお酒をやめなければいけないという事を認めることになってしまいます。しかし、自分がそんなアル中（依存症）だと認めたくないし、お酒を飲めなくなるのは耐えられないことなので、依存症とは自分よりもっとひどい人の事、と言ってなかなか自分が依存症だと認められないのです。この否認が克服されないかぎりお酒をやめる方向には行きません。

　第二の否認は「お酒以外には何も問題はない」、という否認です。

多くの人はお酒を飲んでいても依存症にはなりません。依存症になったということは依存症になるだけの何か理由、問題があったはずです。お酒以外に問題がないならば、お酒さえやめていればそれでいいという事になります。この否認が乗り越えられないとたとえお酒をやめていても、今まで抱えていた問題などはそのままなのでなかなか回復していかないのです。回復していかないと意志に頼った頑張りの断酒や我慢の断酒など苦しい断酒をするしかないため、飲酒しているときと同じ様にストレスの多い生活が続き、スリップ（再飲酒）や再発する可能性が高いのです。

　否認は初期から中期ぐらいまでにはよく見られますが、それを過ぎて重篤になると否認どころではなくなります。自分でもやめようとしても、もうどうやってもお酒をやめられない。何とかしたいと思っていても、もうどうしようもなくて自分でも苦しみもがいている悲惨な状態になってしまいます。

　家族にも無知や偏見などにより否認があることがあります。自分の夫が、子供があのアル中（依存症）だなんて、となかなか認めることができません。そのため、たまに飲みすぎるだけ、自宅で飲んで寝ているだけなので大きな問題ではない、ちょっと飲みすぎて肝臓が悪いだけ、大酒飲みだがアル中（依存症）ではない、アル中（依存症）にはまだなってない、酒癖が悪いだけ、酒乱でアル中（依存症）ではない、などと否認をしてしまう事があります。

　否認は、辛い現実から目をそらして、自分と向き合うことをしない

で逃げている状態です。人は辛い見たくない現実に立ち向かえる人ばかりではありません。でもそれは弱い自分を一時でも守るための一つの方法なのです。しかし逃げていたり目をそらしていたからと言ってやり過ごせるわけでもなく、辛い現実が無くなるわけではありません。行きつく先に最後に待っているのは地獄です。それを見ないようにして地獄に落ちて死んでいくか、早く気が付いてその地獄を乗り越える努力をしていくのか。世の中には失敗しても挑戦し続け、その地獄を乗り越えて新しい人生を手に入れている人がたくさんいます。その仲間の所に行けばいいのです。その仲間の真似をしてその人の後をついていけばその地獄を乗り越えられるようになるのです。そうすれば今までのお酒を必要とした辛い苦しい生き方とは違う、お酒の必要のない新しい生き方、自分なりの人生を送れることが出来るようになるのです。

１３、治らない病気：治癒はしないが断酒は出来る。断酒は出来るが再飲酒（スリップ）や再発が多い。

　糖尿病などの慢性疾患は、治療を受けて症状や検査の値が良くなったからといって治った（治癒）とは言いません。再び悪化しないように気を付けて、一生治療を続けなくてはいけません。つまり治らない病気ということです。

　アルコール依存症も治療を受けて断酒を続けていても治った（治癒）とは言いません。再飲酒をして以前のひどい状態に戻って再発してしまわないように、一生治療を続けなくてはいけません。そしてその治療を続けながら断酒を継続し、お酒を必要としない生き方や生活をするようになることを「回復」と言います。

　１度自転車に乗れるようになったら、何年も乗ってなくても乗ることができます。もう脳に乗り方が一生記録されて残っているのです。「飲酒のコントロール障害」も１度かかるともう脳に記録されてしまい一生なくなることはありません。たとえ２０年お酒をやめていても、何かの拍子にスリップ（再飲酒）してしまい、それで飲酒が止まらずに飲み続けて以前と同じように問題を起こしてひどい状態に戻ってしまい、再発してしまうことがあります。つまり「飲酒のコントロール障害」は一度かかると何年経っても無くならない、「飲酒のコントロール障害＝依存症」は治らないということです。

もしアルコール依存症が治るとすると、どんな状態になったら治ったと言えるでしょうか？　わかりやすい例を挙げると、卵アレルギーという卵を食べると発疹、嘔吐、下痢などを起こす病気は、卵を食べなくなって何も症状が起きてないからと言って、卵アレルギーが治ったとは言いません。卵を食べても発疹などのアレルギー症状が何も起こらなくなったら治ったといいます。

　それと同じようにアルコール依存症も、お酒を飲まなくなって飲酒問題が何も起こらなくなったから依存症が治ったとは言いません。お酒を飲んでも何も問題を起こさないようになったら、つまり普通の酒飲みにもどったらアルコール依存症は治ったと言えますが、「飲酒のコントロール障害」は１度かかると無くならないので、もう普通の酒飲みには２度と戻れません。そう言う意味でアルコール依存症は治らないということです。しかし、たとえ卵アレルギーが治らない病気だとしても、卵さえ食べなければ何も問題は起こりません。同じようにたとえアルコール依存症が治らない病気であっても、お酒さえ飲まなければ、少なくともお酒の問題は何も起こりません。

１４、生き方は二つに一つ

　アルコール依存症は**慢性進行性で死に至り、治らない**病気です。ではこの病気にかかったら、黙って死を待つだけなのでしょうか？糖尿病という病気もほっておけば治ることはなく、ゆっくりと進行していき合併症で死に至る病気ですが、適切な治療をして血糖値をコントロールしていればひどい障害は起こりません。アルコール依存症も同様に、お酒を飲まなければ悪くなることもお酒で死ぬこともなく、少なくともお酒での問題は起こりません。

　慢性進行性で死に至り治らない病気なので、**進行したら生き方は２つに１つ、「飲んで死ぬ」か、「やめて生きる」**かです。どちらを選ぶかは本人の自由ですが、お酒で何もかも失しなって早死にしたくなければ、お酒をやめる以外に方法はありません。

　自分の意志でお酒をやめることを「断酒」といいます。お酒をやめることは簡単です。どんな重度のアルコール依存症の人でも、１分やめろと言われれば簡単に出来ますね。１か月、３か月、１年間も頑張って、あるいは我慢してやめている人もいます。しかし頑張りや我慢で一定期間はお酒をやめられるかもしれませんが、お酒をやめ続けることは非常に困難です。

　私はアルコール依存症ではない。依存症はお酒がやめられない人

のこと、私は違う。やめようと思えばいつでもやめられる。この前は
1カ月やめた。と主張していても、やめ続けられたことはないのです。やめようと思えばいつでもやめられる、と言いながらいつまで経ってもお酒をやめられていないのです。

　適切な治療を受けている人でも1度で完全にお酒がやめられた人は多くはありません。しかしたとえ何回も再飲酒や再発をしても、治療を続けながら仲間の所へ行っていればお酒がやめ続けられるようになるのです。多くの人は**再飲酒や再発をくり返しながらだんだんとお酒がやめ続けられるようになる**のです。覚醒剤などの薬物やギャンブルなど、依存症はみんな同じなのです。

１５、家族や周囲を巻き込んでいく病気

　家族や周囲の人はアルコール依存症のことも、依存症が病気だという事も、どんな病気なのかも知りません。そのため適切な対処ができなく、本人の飲酒問題に巻き込まれてしまいます。

　飲酒して様々な問題を起こしてくるようになると、周囲の人や家族は仕方なく酔っ払った本人の世話をせざるを得なくなります。酔っ払った本人をタクシーに乗せたり、自宅まで送って行ったり、家族は夜中に酔った本人を寝巻に着替えさせてベッドに寝かせたり、散らかした後かたづけをしたり、酔ってしでかした後始末をせざるを得なくなります。そうやって本人の飲酒行動に否応なく巻き込まれていきます。そして飲酒してはひどい問題を起こし続けるために家族はお酒をやめさせようとして説教したり、命令したり、お願いしたり、脅したり、監視したりと色々頑張ります。一日中本人のお酒の全てのことに係わって、飲酒問題にますます巻き込まれ振り回されて一喜一憂し、家族のストレスがどんどんひどくなってきます。しかしいくら係わっても一向にお酒をやめません。当たり前ですが、病気は説教や懇願などでは良くなりません。「やめろ、やめない」「飲んだ、飲んでない」「飲む、飲ませない」と、お酒をやめさせようとする家族とやめない本人との攻防が延々と続きます。そうやって家族はますます飲酒問題に巻き込まれて行き、本人と家族の仲はどんどん険

悪になり、本人の飲酒問題はますますひどくなって家庭はさらに悲惨な状態になってしまいます。その結果は別居、離婚など家庭崩壊に至ります。最悪の場合には自殺や殺人に及ぶことがあります。

１６、アルコール依存症の関連問題（障害）、

　依存症になるとお酒の飲みすぎによって徐々にいろいろな問題を起こしてきます。**身体的問題、個人的問題、家庭的問題、社会的問題**などすべてにおいて問題が起きてきます。そして最後は社会生活も家庭生活も個人の生活もそして健康・命もすべてを失ってしまいます。

　飲酒してどんな問題が起きるかは人により様々です。身体的には肝障害が一番よく見られます。あれだけ大量に飲んでいても肝臓にはほとんど問題がない、肝臓が丈夫な人もいます。反対に飲酒問題は肝障害だけで他の問題は全く目立たない人で、内科に入退院を繰り返して若くして肝硬変で亡くなられる人もいます。そして飲酒しての問題は１つだけでなく、多くの人はいくつもの問題を起こすことも多いのです。

１）個人の問題、障害

①問題行動
- ・逸脱行為：多弁、大声、買い物(大量、高価、不必要)、飲食（大量、高価）、不適切発言等。
- ・遅刻、欠勤、酒臭、居眠り

- 泥酔、電車の乗り越し、大切な物の紛失。
- 粗暴行為：からむ、迷惑行為、粗暴な言動、口けんか、けんか、暴力、傷害塔。
- 犯罪行為：無銭飲食、飲酒運転、交通事故、窃盗、強盗、わいせつ行為、殺人等。
- 逃避：家に帰らない、遁走
- 一日中飲酒するだけの無為自閉の生活。

②身体的な問題・障害。脳・神経障害。精神障害
- アルコール依存症によく見られる身体的な症状としては、下痢（便失禁）、尿失禁、吐き気・嘔吐、黄疸（肝障害）、背部痛（膵炎）、糖尿病、胸やけ、高血圧、下肢の痛み・しびれ・けいれん（足がつる）、歩行障害など。
- 精神的な症状としてよく見られるのは、不眠（お酒を飲まないと眠れない、すぐに目が覚める等）、ブラックアウト（酔って覚えてない）、気分の落ち込み・意欲低下（うつ状態・うつ病）、物忘れなどがあります。
- 酔っての転倒や転落による外傷もよくあります。死亡することもあります。
- 食事もあまりしないで毎日大量に飲酒するため、衰弱して寝たきりになり大小便を漏らしたり、命にかかわるほど衰弱して内科に緊急入院したりする。
- アルコールによる障害は肝臓や膵臓、胃などの内臓疾患だけでなく、同時に脳や四肢の神経などにも深刻な障害を引き起

こします。

＊身体的障害

　アルコールによる身体障害の原因は２つあります。

　１つはアルコール自体が直接臓器に障害を起こすことです。アルコールは消毒薬としても使われています。つまり生き物を殺す作用があるということです。アルコールが直接触れたところが障害を受けるということです。お酒を飲むと口から腸まで直接アルコールが触れますし、アルコールは血液に溶けて全身に回りますので、体のどこが障害されてもおかしくはありません。

　もう１つは栄養障害によるものです。お酒を飲むときはほとんど食事をとらないで飲む人が多く、栄養不足で障害や病気を起こしがちです。また、たとえ食事を取っていたとしても、アルコールによって下痢を起こしがちで、栄養が吸収されずに排泄されたり、アルコールが直接消化管を傷つけて吸収機能の低下を起こし、栄養が吸収されにくくなるため栄養不良による障害を起こしやすいのです。またアルコールなどを代謝するためなどで多くのエネルギーや栄養、ビタミン等が消費され栄養不足になる事などによることもあります。

＊栄養不良：衰弱する。

　お酒と少量のつまみだけの食事が長期間続くと栄養がたりずに身体的な障害がひどく、ビタミン欠乏や電解質の異常で起こる身体的問題、心臓や脳にも重篤な障害を引き起こしま

す。嘔吐や下痢が続くと電解質異常がますます助長されます。衰弱して寝たきりになり糞尿垂れ流しの様にひどい状態になる前に内科への入院等で早めの治療が必要です。

＊突然死

　毎日多量のお酒を飲んでいる人が、食事があまり取らなくてお酒だけ飲んでいる状態が続くと突然急死することがあります。４０〜５０代に多い。

＊視力障害：かすみ目。

＊口腔、咽頭、喉頭、食道の障害

　粘膜の炎症や癌の発生。喫煙が重なると咽頭癌や**食道癌**などの発生率はもっと高くなります。口内炎、食道炎、食道静脈瘤（肝硬変による）など。

＊胃腸、消化器の障害

　・急性胃粘膜病変(急性アルコール性胃炎)

　　お酒を毎日大量に飲んだりアルコール濃度の高いお酒を飲むと、アルコールが直接胃粘膜を傷つけて浮腫、びらん、出血等が見られる。胸やけ、胃痛など。お酒をやめれば多くは数日でよくなります。

　・胃潰瘍

　　胃炎を繰り返しているとだんだんとひどくなって胃潰瘍が発生することがあります。腹痛や潰瘍からの出血が見られます。ひどくなると胃に穴があいて命にかかわることがあります。

・マロリーワイス症候群

　　大量に飲酒したり胃炎や胃潰瘍などで出血等が起こると、胃内の異物を排除しようと収縮して内容物を外へ吐き出そうとします(つまり嘔吐)。そのとき無理やり内容物を胃から食道へ逆流させるため、閉じている胃と食道の接合部が裂けて大出血を起こすことがあります。これもひどいと命にかかわることがあります。

＊乳房：女性は乳がんの発生も起こりやすくなります。

＊肝臓障害：

・肝臓は丈夫で再生能力の強い臓器なので、ひどくなる末期まで著名な症状が見られない事が多い。

・長年に渡り多量にお酒を飲んでいても肝臓が非常に丈夫で、肝障害は軽度で検査値もそんなにひどくない人がいます。女性は肝障害（肝硬変）が起こりやすい。

・アルコール性肝障害の検査

　　ＡＳＴ（ＧＯＴ）高値 、ＡＬＴ（ＧＰＴ）高値、 γ -ＧＴ(GTP)高値、ビリルビン高値、貧血など

・脂肪肝→肝炎→肝線維症→肝硬変と進行していく。

脂肪肝

　　大量に飲酒を継続すると短期間で肝細胞内に脂肪が蓄積して脂肪肝になります。肝臓は肥大する。特に症状がないことが多い。断酒すれば速やかに改善します。

肝炎(急性アルコール性肝炎)

毎日大量に飲酒して肝細胞が軽度の障害を長期にわたって受け続けていると、ある日突然広範な肝細胞の炎症や壊死を起こし、全身倦怠感、食欲不振、悪心嘔吐、発熱、黄疸などを生じてひどい場合は死亡することがある。

肝繊維症→肝硬変→肝癌

　毎日大量にアルコールを飲んで、くり返し肝臓を長い期間痛めつけていると、肝臓の組織や肝細胞が死んでしまい（炎症、変性、壊死）、死んだ細胞がその後線維化して肝臓の働きをしない硬い組織に置き換わり肝硬変になる。肝臓は沈黙の臓器と言われ、肝臓の大部分が障害されるまで症状が出てこない。死亡率の高い病気です。肝臓がんを発症することがある。肝硬変を指摘されてお酒をやめないと多くは７〜10年以内に死亡する。

　肝硬変が指摘された方はすぐに断酒を実行しないと死亡する可能性が非常に高くなります。肝硬変がひどくなってくるとお酒をやめても間に合わないことがあります。

　症状：初期には肝臓は肥大し末期は萎縮する。食欲不振、黄疸、全身倦怠感、手掌紅斑、くも状血管腫、女性化乳房、腹水、浮腫、食道静脈瘤（破裂）、易出血性、肝性昏睡等を引き起こす。

　血液検査：ＡＳＴ・ＡＬＴは高値になるが、末期は低下する。γ‐GT 高値、コリンエステラーゼ低値、血小板減少、ヒアルロン酸高値、Ⅳ型コラーゲン高値、血中アンモニア高

値、貧血等

＊膵臓障害

　・膵炎、膵臓がん、糖尿病

　　長期に大量飲酒している人が上腹部痛、背部痛等で発症。膵臓の萎縮や結石が見られる。慢性的に障害されていると糖尿病の原因となる。重傷になると命にかかわる。癌の発生も多くなる。検査：血中アミラーゼ高値

＊胆道系障害

　・胆管がんなどが発生しやすい。

＊心蔵の障害

　・高血圧、心肥大、心筋症、不整脈、狭心症、心筋梗塞、突然死等

＊筋肉の障害

　・アルコール性ミオパチー：アルコールによる筋肉の障害
　　急性型：大量飲酒した後に急激に四肢の筋肉の痛み、腫脹や筋力低下を伴う
　　慢性型：徐々に四肢の筋肉の萎縮、筋力低下が起こる。

＊神経の障害

　・アルコール性ニューロパチー：ビタミン B_1 の欠乏によっておこる多発神経炎
　　四肢末端から始まる左右対称性の知覚障害。しびれ、疼痛、知覚鈍麻などが出現し、ひどくなると運動障害、歩行障害がおこる。

・末梢神経障害

　両側性の下肢の末端のしびれや感覚障害。

＊脳の障害

　・脳の萎縮：年齢相当以上の萎縮が見られる。

　認知症を起こしやすくなる。断酒すると脳委縮は回復することがある。

　・脳血管障害：脳卒中(脳出血、脳梗塞)が起こりやすい。

　・アルコール性小脳変性症：小脳の神経細胞が侵される。

　歩行障害、言語障害、眼振、振戦などがみられる。

　・ペラグラ脳症：ニコチン酸(ビタミン)の欠乏によっておこる。

　日光皮膚炎、せん妄、下痢が主な症状。

　・ウェルニッケ症候群(脳症)：ビタミンB_1の欠乏によっておこる。

　眼球運動障害、歩行障害、意識障害が主な症状。ひどくなるとコルサコフ症候群をおこす。

　・コルサコフ症候群：ビタミンB_1の欠乏によっておこる認知症。

　時間、場所、人物がわからなくなる見当識障害、物忘れがひどくなる健忘、覚えていないことを聞かれると作り話をする作話などがみられます。

＊運動障害：四肢の神経や筋肉が障害され、手や足の運動障害が起こる。

手がしびれる、うまく動かない。歩行障害が起こる。重症
になると歩けなくなり、車いすが必要になることがある。

＊その他：

大腿骨骨頭壊死、骨粗鬆症、弱視、巨赤芽球性貧血、出血傾
向、高尿酸血症(痛風) 内分泌障害、免疫機能低下などがお
こります。

＊胎児アルコール症候群：ＦＡＳ (Fetal Alcohol Syndrome)

妊娠中に母親がアルコールを飲むと、発育障害、知的障害、
未熟児や奇形などの障害を持った子供が生まれることがあ
ります。死産の率も高くなります。

＊記憶障害

・同じ話しをしつこく何度も話す。

少し前に話したことを覚えていない。忘れてしまう。

・ブラックアウト：酔っていて覚えてない。依存症の初期に
も起こることもあります。

お酒を飲み始めた頃の、お酒を大量に飲んで泥酔して寝
てしまい意識が無くなり、動けなくなって友達がアパート
の部屋まで送り届けてくれたことを覚えてないという様な
のとは違って、ブラックアウトは、大量に飲んで酔ってはい
るが適度に動けており、外で飲んでもちゃんと会計もすま
せてタクシーに乗って自宅まで帰ってベッドに寝ているの
ですが、朝目が覚めるとそういうことを全く覚えてない、と
いう様な記憶障害です。あるいは、朝自宅のベッドで目が覚

めたら体中が傷だらけなのですが、どうしてそうなったか全く覚えていないなどという様なことも起こります。同僚のみんなで飲んだ翌日会社で「昨日はすごかったね」などと言われて、全く覚えてなくて自分は酔って一体何をしたんだろうと心配になったり不安や恐怖にかられたりしてしまうようなこともあります。初期の頃は所々記憶にあることもあり、しまったと猛反省してしばらくお酒を飲まずに大人しくしていることもあります。

＊精神の障害

・不眠：お酒を飲まないと眠れない。眠っても短時間で目が覚める。

　長い期間多量に飲酒をしている人は、不眠は必ずと言っていいほど合併します。眠れないからお酒を飲むという人がいますが、本当は逆でお酒を飲まないと眠れなくなっているのです。お酒を飲んで酔う事は、眠気が来るので入眠するのには良いのですが、すぐに目が覚めてしまいます。また、たとえ眠れたとしても正常な睡眠とは違う質の悪い睡眠しかとれていません。お酒を飲んでいると睡眠薬は飲めませんし、断酒しない限り不眠は治りません。夜中に目が覚めて眠れないのでまたお酒を飲んで寝るということをしてしまう人も居ます。

　お酒を大量に飲んでいることを隠して睡眠薬を処方してもらい、お酒と睡眠薬を一緒に服用している人もいますが、

処方薬（睡眠薬）依存症とアルコール依存症の重なった非常に重篤な依存症で最後は命に係わる様な事になります。出来れば入院をして減薬の治療が必要です。

・うつ病、うつ状態

　長期にアルコールを多量に摂取していると、うつ病がひどくなったり、うつ病を発症したりうつ状態の合併を引き起こしやすくなります。うつ病やうつ状態の人はお酒をやめないと薬物治療は適切に出来ませんし、たとえ治療を受けてもなかなかうつは軽快しません。断酒するだけでうつが治ることがあります。

・アルコール精神病

ⅰ）アルコール性幻覚症

　幻聴が主。飲酒している時も、飲酒後の離脱期や飲酒していない時にも起こる。多くはお酒をやめれば数日から数週で消失する。1部は慢性化するものや妄想も出現するものもある。

ⅱ）アルコール性嫉妬妄想

　主に男性にみられる。妻や彼女が浮気しているのではないかと疑ったり、ひどくなると浮気をしていると決めつけて後をつけたり、仕事場まで確認しに来たり、何度も電話をしてきたり、携帯電話などや持ち物を調べたり、暴力に及ぶことがあります。

ⅲ）アルコール性認知症

アルコールによる直接の障害や栄養障害などで起こす器質性の障害。脳の萎縮、性格変化、知能低下などを起こす。

・異常酩酊：通常の酩酊とは著しく異なる酩酊状態で、飲酒量と相関しない。

ⅰ）複雑酩酊：量的な異常（粗暴な行動がひどい）。いわゆる酒癖が悪い、酒乱と言われるタイプの一つ。酔った時のだいたいの状況は覚えている事が多い。

ⅱ）病的酩酊：質的な異常。幻覚や妄想、意識障害が出現。酔っているときのことを覚えていない。せん妄型ともうろう型がある。

２）社会的な問題

①迷惑行為や警察沙汰になる：人に世話になったり警察に保護されたり、逮捕される。

・酔って所かまわず寝てしまったり、泥酔して動けなくなって人の世話になったり、道路で寝てしまい警察に保護される。大人しい依存症タイプ。

・粗暴・暴力行為。酔って物を壊したり、けんかや暴力行為が目立ち、警察の世話になる。酒乱タイプ。

・飲酒運転をくり返したり、事故を起こしたりする。

・酔って窃盗、わいせつ行為、酒代を得るための強盗などの犯罪行為をくり返すなど。

②社会的信用の喪失

　　約束を守れない、間違いや失敗が多いなど、飲酒しては問題を起こすために周囲から全く信用されなくなります。

③隣近所との問題

　　本人は飲酒しては何度も周囲へ迷惑をかけるため隣近所から文句を言われたり、避けられたり、相手にされなくなっている。家族もそのために隣近所との関係が悪くなり、近所付き合いや子供同士の付き合いもなくなり、家族自体も周囲から孤立する。

④友人関係、飲酒場所の変化、孤立。

　　飲酒しては人に迷惑をかけるために普通の飲み仲間の人たちはみんな去っていき、飲みに行ってもお店の人にも誰からも相手にされなくなり、結局自宅で一人お酒を飲むという状況になってしまいます。依存症の人は外でみんなと飲むということは無くなり、家でしかお酒を飲まなくなるために家族と住んでいる人は粗暴な言動や暴力行為が家庭で起こることが多くなります。独居の人はただ一人で飲んで寝るだけで、飲酒問題が目立たなくなることがあります。

⑤仕事上の問題や仕事場での問題。

　　仕事にはちゃんと行っていると主張してもミスなど多く、適切に出来てはいないことが多いのです。泥酔して大切な書類を入ったカバンを失くしたり、二日酔いで遅刻や欠勤が多くなったり、アルコールチェックの検査に引っかかって時々運転の仕事が出来なくなったり、仕事場や取引先から酒臭いと注意され

たり、午前中は二日酔いでほとんど仕事が出来ていなかったり、仕事上のミスが目立つようになって上司に注意されたり、会社の飲み会で酔って仕事仲間や同僚、上司等に迷惑な言動などがあると仕事仲間からも相手にされなくなったり、身体的な病気を併発して通院や入院、休職が繰り返されたりして最後は仕事を解雇されます。新しい仕事についても、また同じ飲酒問題を起こすために長続きせず、転々と職を変えていきます。仕事の内容や職場環境もだんだん悪くなり、結局は仕事が無くなってしまいます。

⑥生活上の問題

　経済的にも困窮し、生活環境も社会的環境もだんだんとひどくなっていき、最後は家族もみんないなくなってしまい、孤立してしまう。行く所もやる事も無くなり、生活保護を受けて、自宅で一人お酒を飲むだけの無為な生活になってしまうこともあります。

⑦社会生活上の変化、問題

　依存症が進行してくると飲酒しての問題がひどくなってくるため、一般の社会や他人との関係がほとんどなくなり、病院、警察や保健所、福祉事務所などに世話になる事が多くなるようになってきます。

３）家庭の問題：夫婦関係の破綻。親子関係の破綻。子供

の問題。別居や離婚。家庭の崩壊。

・本人の飲酒問題がひどくなり家庭内は悲惨な状態になります。それに加えてお酒をやめさせようとする家族とお酒をやめない本人との戦いも永遠に続き、その結果、家庭はますますひどい状況に陥って崩壊してしまいます。最悪の場合は、家族は、早く死んでくれないかというような本人（病人）の死を願うようなことにもなってしまいます。

①経済的困窮

酒代や失職などのため経済的に困窮するようになります。

②家族本来の役割が変わる。

夫がお酒のため働けなくなると代わりに妻が働いて生活を支える。子供が家事や下の子の世話をしたり母親の愚痴を聞いたりする。本来の役割ではないことをせざるを得なくなり、家族のストレスがひどくなってきます。子供が依存症の母の世話や他の家族の世話をする様なヤングケアラーの問題も起きてきています。

③本人の飲酒行動が中心の生活になってしまいそれに巻き込まれてストレスがひどくなる。

家族は本人の飲酒問題に影響され、いつも本人の行動に目を配り、酔って起こす問題の対応・対処に1日中追いまくられ、そのストレスが耐えられないほどひどくなってきます。

④家庭の習慣、ルールやコミュニケーションの方法が変わる。

朝起きて日中は用事を済まして夜になったら寝るという普通の規則正しい安定した日常生活ができなくなり、挨拶や返事をすると言った当たり前の習慣や約束を守るといったルールさえ守れなくなります。

⑤家族への暴言、粗暴行為、暴力行為がひどくなりストレスにさらされる。

　家族がお酒をやめさせようとするのに腹を立ててお酒を飲むための暴力や酔って抑制が取れて自己中心的になってちょっとでも気に入らないことがあれば暴力を振るったり、日頃の溜まったうっ憤が酔って抑制が取れて一気に爆発して暴力を振る。あるいは酔い自体が怒りや暴力を直接誘発することもあり、家庭内で粗暴な言動、暴言暴力が毎日のように起こりだんだんひどくなってきます。家族は本人の DV により日常生活が恐怖や不安、緊張に支配される。また暴れるのでは、何かひどいことが起こるのではと 1 日中心配、不安、恐怖等の緊張状態が毎日続き、ストレスを対処、発散することも出来ない。そのため家族は精神的にも感情的にも不安定となって、不眠、神経症や不安障害、自殺企図、PTSD などの精神科疾患や身体的疾患も発症することがあります。

⑥家族・夫婦間の不仲、関係悪化。信頼関係が無くなり破綻する。

　お酒をやめさせようとする家族とお酒をやめない本人との闘いがひどくなる。「飲んだ、飲んでない」、「飲む、飲ませない」「やめろ、やめない」など、お酒の事でいつも言い争いや酔って

のけんかが絶え無くなり、夫婦、親子関係など、お互いの感情が憎しみ、うらみ、怒り、情けなさなどのマイナスの感情で支配される。

⑦家族の被害者意識が強くなっている。

　こんな事になったのはあの人のせい、あの人がすべて悪い。私はあの人の被害者。

⑧家族はその場その場の対処に精一杯で、助けを求めることも思いつかない。それに身内のお酒の問題を人に話すのはみっともないし恥ずかしい事もあってなかなか他人に相談できないのです。勇気を出して相手の両親や知人に相談したりしても逆に自分が悪者にされたり説教されたりして、もう他人に相談できなくなるのです。そして病気だということも知らないために早めに家族自ら専門医療機関に受診、相談することは少ないのです。そのため適切な援助が得られません。最後は占い師や宗教に頼ったりしてしまうこともあります。

⑨家族は、家族の問題ではない。本人の問題で本人が病院を受診して治療を受けてお酒さえやめれば全て解決する、と思って本人を何とか治療に結び付けようと頑張ります。お酒をやめさせようと無理やり病院に受診や入院をさせようとしますが、うまくいきません。たとえ頑張って外来の受診をさせたとしても、本人はすぐに行かなくなります。無理やり入院させることができたとしても、退院したらまたすぐにお酒を飲み始めます。当たり前ですが本人はまだ本気でお酒をやめる気がないのですから。

⑩子供への影響(COA：Children of alcoholics。　COD：children of dysfunctional family)

　父親はお酒の事が最優先で飲むことしか考えておらず、母親は夫のお酒に関する事や対処、家事等に精いっぱいで子供の面倒見たり、相手をしたり、話しをしたりするゆとりもありません。子供の目の前で夫婦げんかや家族への暴力なども絶えず、家庭はいつも緊張した状態で、子供たちはひどい不安と恐怖にさらされたまま育ちます。また暴力、虐待やネグレクトも起こり、そのため精神的に不安定になり、成績不振、登校拒否、閉じこもり、自傷、摂食障害、非行、家出、家庭内暴力などを起こしたり、薬物使用や神経症など精神的障害を発症することもあります。

　そしてその様な家庭の中では暗黙のルールが出来ます。それが「話すな」「信じるな」「感じるな」などです。家庭内のひどい問題を家の中でも外でも話すな。約束をしてもほとんど守られることがないので信じない方がいい。どんなに怖くて不安で寂しくてもどうしようもないので感じない事にしてしまう。子供たちはそうやって自分を守って生きていくようになります。

　子供たちは、そんなひどい家庭環境でもそこで生きて行かなくてはいけません。そのために自分の身を守り、生きていくために自分なりの対応や対処をしていきます。その生き方のパターンがいくつかあります。

＜COA:Children Of Alcoholics　アルコール依存症の

人がいる家庭の子供たち＞

・優等生タイプ

　一生懸命頑張って周囲に認められるいい子になろうとする。いい子で優秀な子であれば親に認めてもらえて飲酒問題も少し目が逸れる。

・問題児タイプ

　ひどい環境の家庭での不安、恐怖などの辛さ、ストレスから逃れるため、家から離れて同じような不良仲間の中で居場所を見つけ、非行などの問題をおこす。結果的にそのことで、両親が自分に目を向けてくれて家のお酒の問題が一時的に目立たなくなる。

・道化師タイプ

　ひょうきん者。みんなを笑わせて家庭の緊張を少しでも和らげて生きやすくしようとする。

・世話焼きタイプ

　母の愚痴を聞いてあげたり、小さな弟や妹の面倒を見たり家事をしたり、世話をすることで家庭の混乱、緊張を和らげ、少しでも家庭を平和にしようとする。ヤングケアラー。

・いない子タイプ

　自分をいない子の様にふるまってひどい環境から身を守る。

　そうやって子供たちはそんなひどい環境でも生き延びていきます。子供の時の問題だけではなく、その子供が成人した後の問

題、いわゆるアダルトチルドレン（AC）の問題も指摘されています。

＜アダルトチルドレン（AC）　ACOA：Adult Children of Alcoholics＞

　アルコール依存症の親が居る家庭で育ち、大人になった人を指す言葉。略してAC（アダルトチルドレン）と言われています。

　依存症の親が居るひどい環境の中でも何とか自分なりの方法でがんばって生きてきた子供たちは心に傷を負ったまま成人します。成人してから子供のころの生き方では社会に出てから人間関係や日常生活がなかなかうまくいかず、ストレスを受けやすく生きづらさを抱えたまま生きていくことになります。子供の頃に経験を通して学んだルールが大人になって社会に出てから大きな生きづらさをもたらせてしまうのです。

　分かりやすく単純に言うと、「話すな」というルールは大人になって、困ったことや悩みごとなど自分の事を人に相談しないで一人で耐えていくという様な生き方になります。「信じるな」というルールは、大人になって人を信じられないという様な生き方になります。「感じるな」というルールは大人になって苦しさや悲しさ、楽しさを感じてはいけないという様な生き方になってしまいます。そして、頑張って優等生タイプを演じていた子は大人になって疲れてダウンしてしまいます。問題児タイプの子は大人になっても人間関係で問題

を起こしやすくなってしまいます。道化師タイプの子は他人に気を使ってご機嫌を取る様な生き方をしがちになってしまいます。いない子タイプの子供は大人になって周囲と関係を待たず孤立しがちになってしまいます。というように子供の頃にその生き方で生き延びて来ても、大人になって社会に出るとその生き方ではうまく社会に適応できなく、ストレスや人間関係で悩むことが多く生きづらくなってしまうのです。しかしそれはアルコール依存症の家庭に限ったことではなく、様々なことで家庭が大きな問題を抱えているところで育った人にも同じような生きにくさはよく起こります。そのため概念が広がって、

ACOD：Adult Children of Dysfunctional family。機能不全の家庭で育ち、大人になった人という様になりました。ACOA、ACODから現在では愛着障害、PTSD（トラウマ）、複雑性PTSD、そしてヤングケアラーや宗教の家庭の子供の問題も指摘されるようになりました。

　こういうひどい環境や偏った環境に育った子供は大人になって、心に傷を負ったまま生きづらい生活を送りがちになってしまいます。そのためその苦痛や不安などを解消するためにアルコールなど依存症になりやすい傾向があります。親の様にはならないと思いながら自分も依存症になってしまうことがあるのです。

　今はそういう生きづらさをかかえた人のためやACの人のための自助グループも沢山出来ています。

１７、暴力の問題

・アルコール依存症者の一部の人は病気が進んでくると、飲酒しての問題として周囲にひどい迷惑行為や粗暴な言動、暴力行為が出現する人がいます。そのため飲み仲間やお店からも嫌がられて相手にされなくなったり拒否されてしまいます。そうなると外へ飲みに行く所が無くなり、お金もかからないし帰宅をする必要も心配もないので自宅でお酒を飲む様になります。家でしか飲まないので外での飲酒問題はあまり起こらなくなる代わりに家庭内での飲酒問題や粗暴な言動や暴力行動が目立つようになります。

・暴力は、身体的暴力だけでなく暴言、脅しなどにより、相手を力で自分の思う通りにコントロールしようとする行為であり、相手を支配しようとする行為です。そして犯罪です。暴力はどんな理由があろうと暴力を振るった方が１００％の責任があります。つまり暴力を振るった方が１００％悪いということです。暴力を振るわれるような事をしたからだ、などという暴力を容認するような言い訳は効きません。暴力は決して受けてはなりません。そのための対策は必ずしておくことが必要です。

・酒乱：飲酒しての問題が主に粗暴行為・暴力行為になる人を言います。

①社会での暴力

・酔って抑制が取れて、ちょっとしたことで感情的になりやすく怒って暴力。

・酔うと自己中心的になり、自分の気に入らなかったり、思う通りにならないと暴力。

・酔い自体が怒りを誘発して理由なく暴力。

②家庭での暴力

・飲酒するための暴力。

　家族や周囲の人がお酒をやめさせようとしたり、飲んでいるお酒を止めようとしたりするのでそれに抵抗、反発して怒って暴力。もしくはそれに抵抗してお酒を飲むために暴力。

・家族の対応への反発。

　気持ちよくお酒を飲んでいるのに、家族や周囲がいろいろ注意や説教、命令、文句、不満などいろいろ言ってくるために腹を立てて暴言、暴力をふるう。

・酔いによる暴力

　酔い自体が怒りを誘発して、何も理由がなくても酔うと暴力が惹起される。

　酔うと自己抑制が取れて自己中心的になり、ちょっとでも気にいらないことがあるとすぐに感情的になって暴言暴力。

　酔って抑制が取れて、しらふの時に我慢、自制して溜めていたことが爆発して暴力。

　家族は、長い間の本人の飲酒問題の対処の結果、本人に指図、命令、文句、怒る、責める、見下す、軽蔑するなどの状態

になっており、それに対して本人は不満や反発、怒り、屈辱的な思いを常に抱いているが、自分の責任だとわかっているのでしらふの時は理性で抑えて我慢しているが、お酒が入ると抑制が取れて、抑えていた感情が爆発して家族に暴言暴力。
③病的な暴力：異常酩酊、離脱症候群、幻覚、妄想などによる暴力。

１８、依存症になるほど、毎日のように多量に飲酒をした理由

　お酒を飲む人は誰でも依存症になる可能性がありますが、アルコール依存症になるには毎日の様に１０年から２０年以上の長期間にわたり多量にお酒を飲まなくてはいけません。依存症になったから毎日大量に飲酒するようになってしまったのではなく、依存症になる前から毎日多量に長期間飲酒していたので依存症になってしまったのです。なぜ依存症になってもいないのに毎日、何年も、多量に、飲酒し続けてしまったのか。その理由や誘因や原因は様々あります。

　１、個人の好み。

　　　お酒を初めて飲んで酔った時にこんなにいいものがあったのかと、自分にピッタリ合っていつの間にか毎日酔うほど多量に飲む様になってしまった。

　２、状況や環境による

　①長年お酒を飲んでいて、いつの間にか毎日多量に飲むような習慣になった。いわゆるよく見られる典型的な中年の男性の依存症。

　②アルコールにかかわる職業（水商売など）に就いているために毎日の様に多量に飲酒していた。

　③家族のみんなが飲酒する習慣があり、お酒を毎日飲むのが当たり前の家庭で育ち、子供の頃から時々お酒を飲まされてい

て飲酒に関する抵抗が全くなく、そのまま成人しても毎日飲
　　酒を続けていた。

3、飲酒に関する考え方の偏り。

　　大人はお酒を飲むのが当たり前。お酒は強い方が偉い、酒好き
　なら毎日飲むのは当たり前、酔わないなら飲む意味がない等。

4、お酒を長期間多量に飲んでいると不眠は必ず出現し、お酒を飲
　　まないと眠れなくなります。そのため眠るために毎日酔うほど
　　飲酒するようになります。

5、ストレスへの対処、解消。気分転換。

　①酔うとリラックスできる。気分転換になる。

　　　毎日忙しく、いつも緊張する生活をしている。酔うとそれを
　　解消してくれる。

　②辛い現実を忘れるため、現実からの逃避。一時（いっとき）でも
　　辛さを忘れるため。

　　　毎日のように継続する生活上の問題や悩み。家族・家事、仕
　　事、親子、子育て、友人・知人、経済的などの問題や、セクハ
　　ラ、パワハラ、いじめなどの問題が続く。自分ではどうするこ
　　とも出来ない、解決が困難な問題を抱えて、その辛さや苦痛、
　　不安などのストレスへの対処。

　③日常生活で毎日のように起こる失敗や間違いなど、嫌なこと
　　が起こった時にその不快な気もちを解消、気分を変えるため。

6、精神科的疾患などのために起こる悩み、苦しみ、不安、生きづ
　　らさなどの解消。

発達障害、知的障害、性格障害、うつ病、躁うつ病、不安・パニック障害、統合失調症などの疾患のために日常生活や生きていく上で色々な悩みや困難さなどによるストレスの解消。

7、自己内面の問題

①対人関係の問題

人見知り、引っ込み思案、人前では緊張してうまく話が出来ない、付き合えない。酔うと緊張が取れて人や異性とも気楽に楽しく話しが出来る、人と付き合える。

②劣等感、コンプレックスの解消

酔うと劣等感を忘れて、自己中心的になって自分が偉くなったような気がして自信が出る。

③人付き合いが下手で知り合いも、行くところもなく一人淋しい生活が、飲み屋に行くと知り合いも出来てみんなとお酒を飲んで酔って楽しく過ごせる。自分が居てもいい居場所となる。

④偏った、極端な、固定化した考え方や生き方をしているため、人間関係や社会生活に問題やトラブルが起こりやすく悩みやストレスを抱えやすい。それをお酒で対処するようになる。

・2つに1つの考え方。オール オア ナッシングの考え方。パワーの世界に生きている。

勝ちか負けか、上か下か、白か黒か、全か無か、0か100か、敵か味方か、正しいか間違いかの考え方。

・完璧主義。

　　何もかも完璧でないと気が済まない。

・常に何かしていないとだめ。

　　いつも何かしていないといられない。何もしないでのん
　びり過ごすということが出来ない。お酒を飲んで酔ってい
　るときが唯一の心と身体が休めてリラックス出来ている時。

・いつも一生懸命、いつも全力。

　　仕事も遊びもいつも全力を出している。酔っているとき
　だけが力が抜けて心身が休めているとき。

・周囲に気を使いすぎる。いつも気を使って緊張して疲れて
　しまう。

・こうあるべき、こうでなければいけない、などの思い込みが
　強すぎる。

・助けてくれと言えない。人に相談できない、頼れない。

　　人に迷惑をかけてはいけない。人に頼ってはいけない。自
　分の事は全て自分で対処しないといけない、と思っている。

・自分が好きになれない。自己評価が低い。

　　自尊心の喪失、自己卑下、自信喪失など。

8、自己防衛、自己治療。

・生育期、幼少小児期から劣悪な家庭的、社会的な環境で育つ。
　愛情、安心、安全を与えられないまま育つ。身体的、精神的、
　性的な虐待、ネグレクト、暴力、いじめなどを受けて育つ。

　　心に深い傷を負っている。自分ではどうすることも出来

ない、生きる事自体に大きな問題を抱えていて、何で生きているのかわからない、毎日生きていくのがつらい、苦しい、むなしい、消えてしまいたい、死にたいという気持ちにお酒の酔いで対処してやっと生き延びてきた。

・ACOA、ACOD、PTSD（トラウマ）、complex PTSD、愛着障害などの影響による生きづらさ、苦痛、不安などをお酒で対処して生きてきた。

９、重すぎる期待、早すぎる責任負担や自立。

自分の能力以上の負担が大きく耐えられない状態をお酒で対処する。

１０、違法薬物の代用

違法薬物は警察に逮捕されると仕事や家庭など多くのものを失う可能性があり、それを避けるために合法のアルコールに変える。同じ効果を得るためには酔うほど多量に飲む必要がある。

１９、アルコール依存症になりやすい人

　＊お酒を飲む人は誰でも依存症になる可能性があります。１８、に書いた様に大量飲酒を続けて依存症になる人には様々な理由がありますが、その中に特に依存症になりやすいと言われる人も居ます。

　＊人は快などのプラスを求めて行動することより、不安や恐怖、苦痛などのマイナスから逃れるために行動する事の方がより強い力が出るのです。

　＊普通の状態から快を得ることより、不快の状態からその不快が無くなることの快の方が強力なのです。つまりお酒や薬物なども、その快楽におぼれて依存症になってしまうということより、生きづらさなど心にマイナスを抱えて生きている人がその辛さや苦痛、不安を解消するために使用して依存症になってしまう方がはるかになりやすいのです。

　アルコール依存症になるには１０年～２０年以上も毎日の様に多量に、酔う程に飲酒しなければなりません。お酒を飲むと楽しい、気分がよいなどのプラスの要因だけではなかなか依存症になるほど毎日多量に何十年も飲み続けることは難しいのです。それは、お酒を飲まずに普通に生活している人が、お酒を飲むと楽しいなどのプラスの理由で飲み始めると、だんだん飲み慣れて来て頻回に飲むように

なります。そうすると耐性が出来て同じ量では前ほど酔わなくなり楽しさも感じなくなります。だからお酒の量を少し増やします。するとまた酔って前の楽しさが再現されます。そういうくり返しをしていると、酔うためにはお酒の量をどんどん増やさなければいけなくなります。お酒の量が増えてくると今度は二日酔いや酔って失敗をしたりして、飲酒しての身体的問題や社会的問題が起きて来て困ってしまいます。それで多くの人は飲酒して起こる問題を減らしたり無くしたりするためにお酒の量や回数を減らしたり、しばらくやめたりして対処をします。飲酒量を減らしたり飲むのをやめたからといって、もともとお酒を飲まない時は普通に生活していたのですから大きな問題が起きるわけでもなく、ひどいストレスも起こりません。そうやって途中でブレーキがかかり、大量に毎日飲み続ける事にはならず、依存症にならなくてすむことが大多数なのです。(もちろんブレーキがかからなくて依存症になる人もいます)。

　反対に、生育期に虐待などの悲惨な体験をして何とか生き延びてきた人の中には、しらふの普通の状態が生きていくこと自体が辛い、苦しい、むなしい、不安などのマイナスを抱えて生きている人が、お酒を飲んで酔うとその生きづらさ、苦痛や不安、むなしさなどが癒されて解消されると、苦しまずに少し楽に生きて行けるようになるのです。つまり生きていくために**毎日お酒が、酔いが必要**なのです。そして毎日酔う程飲んでいると耐性が出来て同じ量では酔わなくなるため、お酒の量を増やします。そうやってお酒の量がどんどん増えてくると、今度は飲酒しての身体的問題や生活、社会的問題などが出

てきてひどくなってきます。だからといって飲酒して起きた問題を解消するためにお酒を減らしたりやめたりすると、またしらふのお酒を飲んでいない時の生きづらい、辛い苦しい生き方が再燃するので、お酒を簡単に減らしたりやめたりすることはなかなか出来ないのです。それで結局お酒を多量に飲み続けてしまいアルコール依存症になりやすいのです。

　生きづらい生き方をしている人だけでなく、自分に合っていない生き方、仕事や周囲に無理に適応して生きている人、過剰適応している人もストレスがひどくなります。ストレスが毎日続くと身体や精神的にも苦しくて耐えられなくなります。また、家庭生活や社会生活していく上で、会社での人間関係や仕事のプレッシャーやトラブル、家庭の生活や子育ての問題、両親や夫婦間のトラブルや悩みなどのストレスを抱えていて、それが毎日続いていると精神的にも耐えられなくなります。このように自分ではどうすることも出来ない問題や日常的にストレスを抱えている人は、それを手っ取り早く解決してくれるのがお酒を飲んで酔うことです。酔うと嫌なことを忘れさせてくれ、楽にさせてくれます。そうやって何とか生きて行けるのです。しかし酔っている時だけの一時的な解決なので、その悩みが解決したわけではなく、無くなったわけでもないので、しらふに戻るとまた同じ悩み事やストレスが続くので、またお酒が必要になります。そのため毎日生きていくためにお酒を毎日多量に飲み続けてしまいます。

　他にも、日常生活を送っていく上で、失敗や間違い、過ちなど嫌な

出来事は必ず起こります。失恋した、試験に落ちた、仕事で失敗した、怒られたなどいつも起こります。そういう不快な気持ちの時に一番簡単で楽に気分を変えてくれて、嫌なことを忘れさせてくれる方法がお酒なのです。大変な努力をしなくても 30 分 1000 円ですぐに悩み事やストレスを解決してくれるのです。そういう何か嫌なことやストレスがあった時に、そのマイナスの不快な気持ちを解決するためにお酒の酔いを利用する生き方もアルコール依存症になりやすい生き方なのです。

　生きづらい生きかたをしている人は、なぜ生きづらいのか、なぜそんな生き方をしているのかなどを気づくことが必要です。そして、自分ではどうすることも出来ない問題を抱えて、それをお酒の酔いで対処して何とか生き延びてきた人や、またストレスの多い生き方やストレスの多い生活の中で生きている人、そして何かストレスがあった時に、それを全てお酒で対処してきた人は、そのストレスに対処するための自分なりの方法をお酒以外に見つける必要があります。

　そのよい方法の一つが、安心して居られる安全地帯としての自助グループなどの仲間の中です。今までの様に一人で苦しんで、一人で悩んで、一人で耐えて、お酒の酔いでそれを対処しなくてもいいのです。辛い事、苦しい事、悲しい事、困っていることなど心に溜まった気持ちを吐き出せるのです。相談や手助けもしてもらえることもあります。自分だけではないんだ、自分一人ではないんだ、と仲間意識も出てききます。自分と同じ辛い苦しい体験をしてなんとか生き延びてきた人達と出会えるのです。同じ仲間の中で素直に仲間の体験

した話しを聴き、生きるための知恵や方法に気づき、正直に自分の体験や思い、感じた事を話すことによって気持ちも解放され、ストレスも解消されるようになります。そしてだんだん等身大の自分を受け入れることが出来るようになって、正直に生きていける様になるのです。

　そしてひとりで生きづらい生活をしてきた人も、自分の過去の体験や思いを話すことにより自分がどんな生き方や考え方をしていたのか、なぜそんな生き方をせざるを得なかったのかなど気づくことができるようになります。気づけば今までの考え方や生き方を変えることが出来るようになるのです。そうして今までとは違う、自分にもっと合ったストレスの少ない自分なりの納得できる生き方、これでいいのだと思えるような生活や生き方がだんだんと出来るようになるのです。そうすればもうお酒の酔いは必要でなくなります。酔いが必要でなくなると、お酒を楽にやめ続けられるようになります。

２０、アルコール依存症の様々なタイプ。

①男性
・若年タイプ

　25歳頃までに依存症になってしまう人。初飲も早く10代の中頃には飲み始めていることがあります。幼少時から虐待やひどい環境で育ってきた子供やアルコール依存症の家庭で育った人などが多い。生きて行くために薬物やアルコールを使用して生き延びてきたような人が多い。

・中年タイプ

　４０歳前後で発症し飲酒問題が目立つようになった。いわゆる典型的な男の中年アルコール依存症。治療を受けて断酒しないと仕事も家庭も失って一人、家で飲酒して50代で入退院を繰り返して死んでいくことが多い。

・高齢タイプ

　６０代で飲酒問題が目立つよう以なって来るタイプ。若年発症の人が高齢化した人、中年タイプが高齢化した人や年齢的に身体が衰えてアルコールに耐性が弱くなって発症した人などがある。

　身体合併症や認知症の合併がある。下痢や失禁、転倒してのけがや骨折などが多い。

意欲低下、食欲不振、閉じこもりなどうつ症状がみられることがある。

家庭や社会から孤立していることが多い。

飲酒しての問題行動があまりひどくない。治療に乗りやすく転帰も比較的良いことが多い。

・定年退職後タイプ

中年ごろから飲酒問題はあったが、仕事がブレーキになり何とか大きな問題を起こさずにいたが、定年退職となってすることも無く暇になって昼間から飲酒するようになり、急に飲酒量が増えて飲酒問題が目立つようになるタイプ。

②女性

進行が早く男性より年齢が若い人が多い。男性より短期間で依存症になる。

若い女性（２０代までの人）は７〜８割以上が摂食障害を合併している。

親がアルコール依存症や幼少時に虐待や暴力などひどい家庭環境で育った人が多い。

隠れ飲みなどキッチンドリンカーが見られる。

年齢や結婚、子育てなど人生のイベント、夫との関係などの生活上のストレスがきっかけになる事が多い。

肝障害をおこしやすい。

性的な被害を受けやすい。

暴力や反社会的行動は少ない。

女性ホルモンへの影響がひどく、生理不順・無月経、肌荒れなどが目立つようになる。

　男性に比べて夫や家族の援助や協力が得難い。

２１、飲酒問題のある人の治療、依存症の治療

　飲酒して起こすお酒の問題を解決したり、依存症から回復するには、根本的にはどんなに小さい飲酒問題がある人も、重篤な依存症者でも**一番確実で最良の方法がお酒を完全にやめること「断酒」**です。

　しかし少しでも飲酒しての問題を減らしたい、あるいはどうしてもまだ断酒する決心が出来ない人などは、断酒以外にお酒を飲む量を減らす方法、減酒もあります。

　　「減酒：飲酒の量を減らす」

　　・減酒：量を減らす。回数を減らす。

　　・節酒：減酒の中でも、飲酒しても問題や障害が起こらない程度

　　　　まで量や回数を減らす。

　　「断酒：お酒をやめる」

　　・期間断酒：一定期間お酒をやめる。

　　・断　酒（完全断酒）：お酒をやめる、一生飲まない。

　では、あなたはどうしますか。このままの飲酒を続けますか、減酒しますか、それとも断酒しますか。

　そして、あなたはどうしたいのですか。どうなりたいのですか。そのためには何をしますか。

97

専門家と相談しながらどうするか自分で決めてください。あなたが適切なやり方を実行すれば、希望は必ずかなえられると思います。

1）減酒・節酒

①糖尿病に関しても、血糖が高いのが続いている将来糖尿病になりそうな人や症状が何もない初期の人から様々な症状が出てきている人、透析が必要な命に係わる様な重篤な状態の人など軽症の人から重症の人までそれぞれの段階の人がいます。どんな状態であろうと早めに医療機関に受診して治療をした方が良いのは当たり前です。治療を受けないで放っておけば必ず悪化して合併症で死んでしまいます。

　同じようにアルコールに関しても、時々飲みすぎる人、頻回に飲みすぎて時々仕事に遅刻するような軽い問題を超す人、飲酒して二日酔いで仕事を時々休んだり離脱症状が出現しているような依存症の初期から中期の人、仕事も家庭も失って命がかかわるような状態になっている依存症の重篤な末期の人まで様々な段階の人がいます。依存症になってしまえばどの段階の人でもお酒を飲んでいると必ず悪化していき最後は何もかも失って死んでいきます。だからお酒に何らかの問題がある人は依存症だろうとなかろうとお酒をやめるのが一番いい方法ですが、お酒をやめなくても量を減らせば問題なくやっていける人もいます。お酒を飲みすぎているからお酒を少し減らしたいなあ、と思

っていてもついつい飲みすぎてしまってなかなか減らせない人は、早めにアルコールの専門医療機関に相談に行って減酒に挑戦してみてはどうでしょうか。

あるいは、お酒を飲みすぎている、このままではまずい、何とかしないと、と思っていてもお酒を減らせない人、これ以上酷くならないように、また将来依存症にならないためにも減酒や節酒の治療を受けて、以前のあまり飲酒問題のない状態に引き返してみたらどうでしょう。

あるいは、まだお酒をやめなければいけない程ではない、まだお酒をやめるつもりはない、お酒をやめたくない、やめる決心がつかない、飲み過ぎさえしなければいい、など断酒の決心がつかない方はこれ以上ひどくなる前にまず減酒・節酒の治療を受けられたらどうでしょうか。お酒の量を減らして、飲酒して起こる問題が少しでも減ったり、依存症になるのを予防したり、依存症がひどくなるのを遅らせたりするために、お酒の量を少しでも減らす方法（減酒）をしてみたらどうでしょうか。中には減酒をして飲酒問題のない以前の状態に引き返せる人がいます。それが軽度問題飲酒者、アルコール依存症の初期の方などです。

・軽度問題飲酒者（依存症予備軍）。

重篤ではないが飲酒による何らかの問題を有していて、離脱症状がない。連続飲酒の経験がない。ブラックアウトはない人。今のうちに飲酒を自分でコントロールして飲酒問題がひどくならないよう、あるいは無くなる様に飲酒の量や回数を減らして、

以前のような飲酒問題のない状態に引き返してみたらどうでしょうか。

・アルコール依存症の初期の人

飲酒問題はあるがあまり深刻ではなく、離脱症状もあっても軽度の人。**連続飲酒の経験がない人。ブラックアウトはない人もある人もいる。**今のままの**飲酒**をしていれば依存症が進行してしまいますが、この人たちの中には治療を受けて飲酒量を減らして大きな問題がなくなったり、飲酒問題が全くなくなって普通に生活して行ける人がいるのです。節酒を続けていた人が断酒をした例もあります。

・アルコール依存症の中期以降の人：基本的には、生き延びるためには断酒しかありません。

このままではだめだ、何とかしないと、と心の底ででは思ってはいても、お酒をやめたくない、やめる決心がつかない、お酒はやめられないと思っている方は、まず減酒から始めてはどうでしょうか。そしてそのための治療を受けてみて下さい。減酒がうまくいって徐々に断酒に移行出来れば生き延びることができます。減酒がうまくいかない時はすぐに断酒を目指してください。

②減酒・節酒の理由

・飲酒して起きている問題を軽くする、少なくする、無くすため。
・依存症になるのを遅らせるため。依存症になるのを予防するため。
・依存症の進行や死亡を遅らせるため。

・将来断酒をするまでの布石。ゆっくりとお酒の量を減らしていき、最終的に断酒をする。

→あなたはどの理由で減酒をしますか。

③**減酒・節酒の治療＞**　主治医と話し合って何を実行するか決めて下さい。

1、外来受診：1〜4週に1回受診

2、飲み方を決める。飲む回数を決める。

　　一週間の飲酒日数を決める。1回の飲酒量を決める。

　　機会飲酒にするなら、月に何回以内か、年に何回以内か。1回の量を決める。

3、飲酒記録：記録簿に毎日記入。

　・毎日、寝る前もしくは翌日朝起きた時に飲んだ状況や時間、お酒の種類と飲んだ量を記録する。

4、薬物療法：飲酒欲求を抑える薬、飲酒量を減らす薬などがあります。

　1) 飲酒欲求抑制剤 (抗渇望薬)：減酒したい方と断酒したい方も使用します。

　・レグテクト(アカンプリサートカルシウム)：1錠333mgを1回2錠、1日3回食後服用

　・飲酒欲求が弱くなる、なくなる。効果には個人差があります。

　・抗酒剤と違ってもしお酒を飲んだとしても何も変化・反応が起こらないので気軽に使用できる。

　・腎臓で排泄されるため肝障害が強い人にも使用できる。

101

・1日3回服用しなければならないので飲み忘れることが多い。

・飲酒欲求が強くてどうしてもお酒を飲んでしまう人には、飲酒欲求が少なくなることもあり、うまく利用すれば役に立つことがある薬です。

・副作用にはまれに下痢、嘔吐、傾眠などが現れることがあります。

2）飲酒量低減剤：減酒したい方が使用する。

・セリンクロ（ナルメフェン）：飲酒量を減らす効果があるといわれている薬です。

10 mgもしくは20mgを1錠、お酒を飲む1～2時間前に服用する。

・飲酒量が減る。効果には個人差があります。

・アルコール症専門医と決められた条件を満たした内科医が処方できます。

・副作用としては、まれに吐き気、むかつき、めまい、傾眠、頭痛、不眠などが出ることがあります。

3）トピナ（トピラマート）：本来はてんかんの薬なので依存症の適応はありません。

・脳内の神経細胞を興奮させるグルタミン酸という物質の作用を抑制して、渇望を抑える作用があると考えられており、お酒をあまり飲みたくなくなってお酒の量が減ったり、お酒を飲まなくなったりします。効果には個人差があります。

1日1回、もしくは2回。1日100〜200 mg服用。2か月間
　　　服用。

5、ノンアルコールビールなどのノンアルコール飲料

　　　飲酒するうちの何杯か、何回かをノンアルコール飲料に変
　　える。

　　　最初は本当のアルコール飲料を飲んで、何杯目かからはノ
　　ンアルコール飲料にする、など。

　　　主治医と相談して使用方法を決めて下さい。

6、その他

　・休肝日を作る。

　　　週に1日、出来れば続けて2日間お酒を飲まない日を作る。
　　前日お酒を大量に飲んでいれば1日やめるだけではお酒が
　　体から抜けないことがあるため、せめて週に1日だけでも
　　肝臓を休ます日を作るために2日続けて飲まない日を作る
　　ということです。また休肝日を作るということは、お酒の量
　　が減るということだけではなく、やめようと思えばやめら
　　れるという自分の意志で飲酒のコントロールがちゃんとで
　　きているということを確認するための行為でもあります。
　　週に1日もお酒が自分の意志でやめることが出来ない、と
　　いうのは飲酒のコントロールが出来なくなっているという
　　証拠です。依存症にかかっている疑いがあります。減酒がで
　　きている人は、休肝日は2〜3日開けて週に2日できれば
　　理想的です。

・1日○○を2杯まで、1週間で○○を14杯までなどと決めておく。飲みすぎた日があれば1週間で帳尻を合わせる。
・お酒の買い置きをしない。その日に飲む分だけ買ってくる。
・アルコールの度数の低いものにする。お酒を薄くして飲む。
・お酒を飲む前に食べ物を食べておく。
・ゆっくり時間をかけて飲む。1杯飲んだらコップを置いて何か食べてから飲む。

7、訪問看護

　専門の看護師等が自宅を訪問して相談や生活の援助、指導などをしてもらいます。

　→あなたは減酒を成功させるためにどの治療を受けられますか。治療は多ければ多いほど成功する確率は高くなります。どうしても**減酒**がうまくいかない場合は、早めに**断酒を決心**して、**断酒の治療**を受けることをお勧めします。

２）**断酒**

①**期間断酒**：一定期間お酒を飲むのをやめる。
・お酒をやめたい。でも一生お酒をやめるのは嫌だと思う人は、まずは1か月、3か月、6カ月、1年などと期間を決めて治療を受けながら断酒をしてみたらどうでしょうか。うまく行け

ばその後は主治医と話し合ってどうするかを決めて下さい。
出来ればせっかく短期間でもやめることが出来たのならそのまま断酒を続けることをお勧めします。

・期間断酒の治療：完全断酒の治療に準じる。

1、外来受診：毎週受診

2、飲酒記録：毎日飲酒の記録をつける。

3、薬物療法

　ビタミン剤、栄養剤、抗酒剤、飲酒欲求抑制剤など。

4、ノンアルコール飲料に代える。

5、カウンセリングを受ける。

6、自助グループ参加

7、引き金を避ける。

8、訪問看護

②**断酒**（完全断酒）

あなたは心の底から自分がアルコール依存症であると認めていますか。そして**断酒**をするために自分が出来ることは何でもするという**覚悟**ができていますか。回復はそこから始まります。

何らかの大きな飲酒問題がくり返し継続して起きている人、特にお酒によって肝障害などの身体的疾患、不眠やうつ、離脱症状などの精神的疾患、家庭や仕事、人間関係等に大きな問題が起こっている人は、そのままの飲酒を続けていると飲酒問題がますますひどくなって行き、最終的には何もかも失って一人で死んでしまうという事に

なってしまいます。それを避けるために一番いい方法は、お酒を完全にやめること「**断酒**」です。そしてそれを継続することです。

　どんな重篤なアルコール依存症者でもお酒をやめるのは簡単です。1分やめろと言われれば誰でもすぐ出来ますね。人によっては1週間、1か月、半年間も頑張ってやめている人もいますが、そのまま一生やめ続けられる人はほとんどいません。意志の力で、頑張りや我慢でお酒を一定期間ならやめることはできるかもしれませんが、一生やめ続けるのは不可能です。

　現在は、意志の力や頑張り、我慢、根性、意地など一人で孤独な戦いをしなくても、断酒をするためのたくさん武器があります。出来るだけ武器を多く利用して、そして仲間と一緒に戦う方がお酒に勝てる可能性が高くなります。試験勉強などをする場合も同じ目的を持った仲間と一緒にする方がうまく行きます。お互いに刺激し合い、助け合いながらする方が一人の孤独な闘いより楽にうまく行くのです。

　何年も断酒している人でも明日お酒を飲まないという保証はありません。明日お酒を飲まないために今日何をするかです。たとえ10年断酒していてもちょっとしたことで再飲酒してしまった人もいます。再飲酒したからといって以前のひどい状態にあっという間に戻って再発してしまうことはそんなに多くはありませんが、戻ってしまう可能性は高いので、当たり前ですがスリップ（再飲酒）は少ない方が良いのです。だから失敗をしないようにするためには治療を続けて、断酒が続いている間に回復していくことが必要なのです。

　断酒を継続する事が目的ではありません。断酒を継続しながら回

復をめざしていくことが大切です。回復とは元に戻ること、つまりアルコール依存症になる前のお酒での問題がない状況、状態、生活に戻ること、取り戻すこと。回復しないものもありますが、お酒をやめれば飲酒して起こした家庭的、身体的、社会的な問題は徐々に良くなって来ます。しかし失った人間関係や信頼関係を取り戻すには自己努力と長い時間がかかります。しかし心の回復だけは依存症になる前の状態に戻ればよいというわけではありません。たとえお酒を飲み始める前に戻ったとしても、依存症になる前の生き方をそのまま続けていれば再び同じように依存症なってしまう可能性が高いのです。

　回復とはただお酒をやめているということではありません。生き方を変えるということです。依存症になりやすい生き方、つまり酔いが必要な一人の寂しくて辛い生き方から、酔いが必要のない自分なりに納得できる人生を人と生きる、と言うことです。

３）断酒の治療

１、断酒治療の種類

　１、初期治療（急性期治療）：解毒、離脱症状の治療
　　　お酒をやめて、体内からアルコールを抜く。それとともに起きる離脱症状の治療。
　２、身体障害の治療
　　　長年の飲酒で障害を受けた身体の障害、疾病の治療。

3、精神障害の治療

　　合併精神疾患及びアルコールによって引き起こされた精神疾患の治療

4、断酒のための治療。

　　アルコール依存症の理解のための学習、教育。

　　断酒の理解のための学習、教育。

5、体力回復のための治療

　　散歩、ウォーキング、スポーツなどの援助指導。

6、心の回復のための治療

　　外来受診（個人精神療法）、自助グループ参加、集団精神療法、カウンセリング等

7、社会生活や家庭生活の回復のための治療

　　外来での相談や援助指導。訪問看護。自助グループ参加。

8、家族の回復のための治療

　　外来受診（個人療法）、集団療法、教育治療、CRAFT、家族会参加、自助グループ参加等

2、断酒の入院治療：基本的に本人が入院を希望した場合のみです。

　あくまでも本人の断酒の治療を目的の入院治療ですので、本人の断酒意志と入院意志があることが前提です。本人の酔っての問題行動の対処や困っている家族のための入院ではありません。困ってい

る家族の入院も行っている病院もあります。本人を強制的に入院させるのではなく、せめて説得して本人が納得した上での入院をしてください。

入院が必要と判断される人は、

- 外来通院ではなかなかお酒が止まらず、飲酒問題がどんどんひどくなって来ている人。
- 連続飲酒（発作）になっている人。
- 不眠やうつ状態、不安障害などがひどい人。そしてお酒を飲んでいるために適切な薬物治療が出来ない人。
- お酒をやめると離脱症状がひどく、幻覚などが出現するためにその治療のための入院。
- 身体的障害がひどくなってきている人。栄養不良で衰弱している人。内科への入院も。
- 希死念慮がひどい人。すぐにお酒をやめないと命にかかわりそうな人。

などです。

入院中は基本的にお酒が飲めません。そのため身体的障害も改善します。お酒を飲んでないので精神的疾患の薬物治療、睡眠薬や精神安定剤などの薬も適切に使用出来ます。規則正しい生活も取り戻せます。依存症の勉強も集中して出来て、病気の理解やお酒をやめる方法も学べます。自助グループの仲間とも知り合えて退院してからの

109

仲間づくりのきっかけになる可能性もあります。

　家族が無理やり本人を入院させようとすることが時々ありますが、お酒をやめる気のない人を無理やり入院させてもあまり効果がないことが多いのですが、どうするかは主治医の判断次第です。

・入院の種類

1、本人が入院を希望している場合。

　　任意入院：本人の意思による入院。

2、入院が必要と判断される場合。

　　医療保護入院：本人が入院を拒否しても、家族の了解と医師が入院の必要性があると判断した場合の強制的な入院。

　　措置入院：本人も家族も入院を拒否しても、精神科的に病的な状態で自傷他害の恐れがあり入院が必要と2名の指定医に判断された場合の強制的な入院。

・入院治療の内容

1、基本的に3ヶ月の入院

2、診察：個人精神療法

3、薬物治療：身体的障害、精神的障害の治療

4、勉強・学習：依存症や断酒の理解。

5、体力の回復：リハビリ、運動など。

6、集団精神療法

7、自助グループ参加（断酒会、AA など）

8、その他

3、断酒の通院治療

・断酒のための通院治療には①**外来受診**、②**薬物治療（抗酒剤等）**、③**自助グループ**、④**その他**があります。

　①②③を治療（断酒）の三本柱と言います。断酒を継続し回復するための基本的な治療です。依存症が重度の人は断酒を継続するにはなるべく多くの方法を実行したほうが成功率は高くなります。特に自助グループの参加は欠かせません。特に**最初の 1 年間は何をおいても治療が最優先の生活が必要**です。仕事が忙しくて、などと言って仕事を優先しているようでは、断酒の継続は困難です。適切な治療を受けながら 1 年間断酒が出来た人は、その後約７０～８０％の確率で断酒が続いています。

①**外来受診**：毎週外来受診

　特に最初の 1 年間は毎週外来受診をすることをお勧めします。治療を始めたばかりのころは何も知らないことが多いので、毎週主治医に相談やアドバイスなどをしてもらうことが出来ます。毎週受診することで、もしお酒を飲んでいたとしても週に 1 日は飲酒にブレ

ーキがかかります。週に 1 回は仲間と外来で会えます。会って話し
が出来る時間が持てます。早めに気になる事、困っていることや悩み
も相談できます。治療を受けたからといってすぐにお酒がやめられ
るわけではありません。たとえお酒をやめられていないとしても受
診を続けてください。アルコールが体内にあると判断された場合の
受診や診察の可否はその病院の規則に従って主治医が判断指示しま
す。

②薬物治療

- ・身体的障害の治療
    肝臓の薬。ビタミン剤、栄養剤等
- ・飲酒欲求を抑える薬。飲酒するとひどく苦しい状態になるので
    お酒が飲めなくなる薬などがあります。どれを使用するか主治
    医と相談しながら自分で決めて下さい。
    1) 飲酒欲求抑制剤・抗渇望剤
        レグテクト（アカンプロサートカルシウム）
        飲酒欲求を抑える効果があるといわれている薬です。
    2) トピナ（トピラマート）
        減酒・節酒の功を参照（「２１、飲酒問題のある人の治療、
    依存症の治療　１）減酒・節酒」参照）
    3) 抗酒剤
        ・少数ですがアルコールを少しでも飲むと頭痛、めまい、吐き

気、動悸などを起こして苦しくなる人がいます。生まれなが
らアルコールを受け付けない体質の人です。抗酒剤はお酒
を飲める体質の人をお酒が飲めない体質の人に**一時的**に変
える薬です。決してお酒が嫌いになる薬でもなく、お酒が飲
みたくなくなる薬でもありません。服薬した後に、お酒を飲
むと非常に苦しい症状が出現するために、お酒を飲めなく
する薬です。おすすめは、最初の 1 年間はノックビンを毎
朝服用し、飲酒欲求がひどくなった時など飲酒の危険が強
くなった時に頓服としてシアナマイドを少量使用するのが
良いと思います。1 年間断酒が出来ていればその後の使用は
主治医と話し合って決めて下さい。

・抗酒剤はあくまでも断酒を継続するための方法の中の一つ
で、抗酒剤でお酒を飲めなくなっている間に、自助グループ
など他の治療を併用して回復していく事が目的です。

・抗酒剤の機序

摂取されたアルコールはほとんどが胃（２０％）と小腸（８
０％）で吸収されます。吸収されたアルコールは静脈（門脈）
を通り肝臓に運ばれて全身を回ります。アルコールは肝臓を
通る時に少しずつ代謝されます。まず肝臓で ADH（アルコール
脱水素酵素）という酵素で代謝されて**猛毒のアセトアルデヒ
ド**に変わります。アセトアルデヒドは ALDH（アセトアルデヒ
ド脱水素酵素）という酵素で代謝されて無毒の酢酸に変わり
肝臓から出ていきます。そして体の各組織で二酸化炭素と水

に分解されて体から出ていきます。

　抗酒剤は主に ALDH（アセトアルデヒド脱水素酵素）の作用を阻害するため、飲酒後に猛毒のアセトアルデヒドの濃度を上昇させて顔面紅潮、嘔吐、頭痛、めまい、発汗、脱力、低血圧などを引き起こすことで飲酒行動を抑制する薬剤です。

・飲んだアルコールが肝臓で代謝されて体内から消失するまでの時間は、個人差がありますが、日本酒一合もしくは缶ビール５００ｍｌ一本だと３〜４時間以上もかかります。

・抗酒剤には２種類あります。シアナマイドとノックビンです。

シアナマイド（シアナミド）

　誰にでも効果があり、飲酒時の反応も強い。

　無色、無味無臭の液体。服用後５〜１０分で吸収されて効果が出ます。効果は１０〜２４時間持続します。１日５〜２０ｍｌ を１〜２回に分けて服用する。通常は１日１回７〜10ml を毎朝服用する。長期に使用していると肝障害を起こすことがあるので注意する。出きれば急に飲酒欲求が出た時のような、緊急時の頓服使用が効果的。

　まれに白血球異常が出現することがある。

ノックビン（ジスルフィラム）

　シアナマイドより効果は弱い。飲酒時の反応があまり強く現れない人がいます。

　白色の粉末。毎日服用を始めて数日してから効果が出て

くる。飲み続けていると服用をやめても約1〜2週間効果が持続する。肝障害があると効果が出ないことがあります。1日0.1g〜0.5gを1〜2回に分けて服用する。通常は1日1回0.2gを毎朝服用する。まれに眠気、発疹、肝障害、大量投与でせん妄状態が起こることがあります。

・抗酒剤の使用の注意、禁忌など

抗酒剤は、本人が服用したいと言ったからといってすぐに処方できるわけではありません。検査をして肝障害などが改善し身体的に問題が無くなって、本人の断酒意志の確認と薬の説明をして理解の上、薬を服用中にお酒を飲んだ時の対処方法とお酒を飲むと死ぬ可能性もあることを知った上で覚悟して服用を開始する。

肝障害、腎障害、呼吸器障害、心疾患、脳卒中（脳梗塞、脳出血）、痙攣性疾患（てんかんなど）、糖尿病などの既往がある時、高齢者などでは、その程度、状況によっては使用できない場合があります。主治医と相談してください。また妊婦には使用できません。

・栄養ドリンク剤、薬用酒、みりん、奈良漬け、化粧品、チョコレートなどの一部はアルコールが入っていることがあるので気を付ける。

・もし抗酒剤を服用後にお酒を飲んだ場合に反応がひどい時は病院を受診して、抗酒剤を飲んでいたのにお酒を飲んでしまったことを伝えて対処してもらう。

4) 抗酒剤の要約

*お酒を嫌いになる薬でもない、お酒を飲みたくなくなる薬
でもない。お酒を飲むと苦しい状態になるのでお酒が飲め
なくなる薬です。

*抗酒剤はうまく利用すれば断酒のためには非常に強い力に
なります。特に失敗の多い断酒し始めの1年間は使用した
方がよい。その後少量の抗酒剤（ノックビン）だけで長年断
酒を続けている人もいます。

*家族が無理やり服用させたり、監視して飲ませる薬ではな
い。本人が管理して、自分の意志で服用する。お酒をやめた
い人が肝障害等の身体的に問題が改善してから、医師の説
明を受けて薬の内容を理解して納得の上、自らの意志で服
用する。

*本人に知らせずに飲ませない。
家族等がみそ汁の中に入れたりして本人に知らせずに飲ま
さない。本人が知らずにお酒を大量に一気飲みすると反応
が激烈で死亡する危険がある。また本人が抗酒剤を飲まさ
れたことに気づいて、家族との信頼関係がますます悪くな
る。

*もし抗酒剤の服用後に大量のお酒を一気に飲んだ場合は、
反応が激烈で死亡する可能性があることを知って服用する。

*できれば自ら家族の目の前で毎朝、服用するのを見てもら
う。

今までに「お酒はやめる」と言っては何度も失敗してきたので、その言葉は誰も信じません。家族の前で毎朝抗酒剤を服用するという行為の方が家族も安心できますし、本人もお酒をやめたいと頑張っているのが家族に伝わります。また飲酒したらすぐにわかるので、疑いの目で見られたり、飲んだ、飲まないでけんかになることもない。お互いに話し合って、本人が了解の上、家族が抗酒剤を管理して毎朝目の前で服用してもらってもよい。

＊朝、早めに服用する。

お酒をやめて体も楽になり、朝も気持ちよく目が覚めて、お酒をやめてよかった、と感じている朝起きてすぐに服用する。飲酒していた時の様に夕方になると飲酒欲求が出てきても、お酒を飲んでしまうことがないように朝、断酒する気持ちが強いうちに服用する。

＊飲酒をあきらめられる。

薬物使用等で刑務所に入っている時に、あれだけやめられなかった薬物が全く欲求も無くなり平気でやめられていることがあります。アルコールでも入院したときに完全にアルコールとの関係や接触が不可能になると、もうあきらめてしまってお酒を飲みたいと思うことも全くなくなり、気軽にお酒をやめられていることがあります。それに似た体験を抗酒剤でもたらすことがあります。朝に抗酒剤を服用すると、今日はもうお酒が一滴も飲めないとあきらめられ

るため、飲酒欲求も無くなり気楽にお酒がやめられるよう
になる事があります。

＊危ない時の予防

久しぶりに友人と偶然会ってお酒に誘われたり、飲み屋の
前で急に飲酒欲求が出てきても、断ったりあきらめたりし
て飲酒しないで済む。

＊もしもの時の保険

もう半年もお酒を飲んでないし、飲みたいとも思わない、飲
むつもりもない、だから抗酒剤は必要ない、と言う方は、自
動車保険と同じと考えてください。安全運転しているし、今
までも事故を起こしたこともない、今後も事故を起こすつ
もりはない。だから保険は必要ない、と考える人はいません。
その自動車保険と同じと思って服用してください。そして
もし飲酒したとしても、少量のアルコールで終わり、数時間
で回復して大きな飲酒問題を起こさずにすぐにまた元の断
酒生活に戻ることが出来ます。

＊抗酒剤を服用していると、何か嫌なこと、困ったこと、大変
なことが起きた時、今までの様にお酒で対処する方法は使
えないので、お酒以外の対処方法を考えないといけなくな
ります。お酒に頼る以外の生き方を模索するいい経験にな
ります。

＊他科治療

お酒が飲めないため、飲酒しての問題行動が起こらないの

118

で他科への受診・入院など治療等もしやすい。

＊使用期間、その他利用

１年間は毎朝服用する。その後は主治医と相談して続ける
かやめるか決める。服用を中止しても、強い飲酒欲求が出た
ときやお酒の席に出なければいけないときなどに即効性の
抗酒剤（シアナマイド）を服用して参加するなどの利用方法
があります。

＊極端なことを言えば、お酒を一生やめたかったら、抗酒剤
（ノックビン）を死ぬまで毎日飲んだらどうでしょうか。一
生飲酒しての問題は起こりません。

③**自助グループ**：self-help group、セルフヘルプ　グループ。

・**自分たちで助け合って回復していく集まり**です。本人同士が同
じ断酒という目的を持って集まり、自分の体験を話し合うグル
ープ。

・**断酒を継続し、回復していくには仲間、自助グループが一番大
切です。そしてこれが一番断酒するための確実な方法なのです。**

・断酒が目的の組織は、日本には主に**断酒会とＡＡ**という２つの
グループがあります。

・毎日参加している人もいます。

・かつてアル中（アルコール依存症）は治らない。お酒は死ぬまで
やめられない。入院させて隔離収容するしか治療・対処方法がな

119

い、と思われていました。しかし１９３５年にアメリカで２人の
アルコール依存症者のビルとボブが出会って、毎日会ってお互
いに自分のことを話していたらお酒を飲まずにいられたことか
ら、断酒の集まりを立ち上げ「Alcoholics Anonymous(AA)」、(ア
ルコホーリックス　アノニマス)、(無名のアルコール依存症者
達)、が誕生しました。1951年にはアルコール依存症者の家族や
友人のグループの AL－ANON (アラノン) も始まりました。日本
では AA を参考にして１９６３年に「全日本断酒連盟(断酒会)」
が結成されました。

・断酒会は集会を「例会」と呼び、AA は「ミーティング」と呼び
ます。

・毎日あちこちで集会が開かれています。毎日仕事帰りに参加し
ている人もいます。

・断酒会は本人も家族等も誰でも参加出来ます。AA は主に本人だ
けの参加で家族には AL-ANON というグループがあります。セミ
ナーなどの誰でも参加が可能な集まりもあります。

・断酒会は主に自分の名前を名乗り、AA は主に仮名やニックネー
ムで参加します。

・集会ではどちらも順番に自分の体験を話します。「言いっぱなし、
聞きっぱなし」がルールです。何を話しても何が話されても質
問、文句、指示、意見、批判などは一切しないで黙って聞く。つ
まり人の領域を犯さない。そのためにその集会の間はみんな無
名で、そして断酒歴に関係なくみんな平等なのです。

・自助グループの「言いっぱなし、聞きっぱなし」とは、話しをしているときは周囲の聞いている人に向かって話をしているのではないのです。自分の心の中に、あるいは自分のハイヤーパワーに向かって話をしているのです。話を聞いているときはその人の話しを聞いているのではなく自分の心の中の、あるいは自分のハイヤーパワーからの話しを聞いているのです。

・自分よりももっとひどいアルコール依存症で、何もかも失って死ぬ寸前までいった人が、お酒をやめて何十年も健康な生活をしている人に出会えます。目の前の仲間がお手本を示しています。その先輩たちの真似をすればいいのです。その「先行く仲間」について行けばいいのです。

・自助グループに参加をしていればすぐにお酒がやめられるようになるわけではありません。最初の頃はかえってひどくなって再飲酒をくり返したり、入退院をくり返したりするようになる事もありますが、それも回復する前の生みの痛みです。自助グループの参加を継続して仲間の中にいると必ずお酒が止まるようになるのです。

・人前で話しをするのが苦手なので出たくないという人は、自分の番が来たらパスしたらいいのです。話をしたくない人は、話をする必要はありません。**ただ黙って人の話しを聞いていればいい**のです。誰でもできます。自助グループに参加してみて「自分には合わない」「○○が嫌い」などと言って行かなくなる人が居ますが、ただ黙って話を聞いているだけなので合う、合わないと

か好き、嫌いがあっても関係ありません。ただ行く気がないので理由をつけているだけです。宗教っぽいので嫌という人も、たとえ宗教だったとしてもお酒を確実にやめるためには他に方法はないのです。お酒をやめるためには出来ることは何でもするという覚悟が必要です。

　1年間で100回参加すれば変わります。1年間毎日通えばお酒が止まります。MACに通所して1日3回の体験談に参加をしている人もいます。

・参加した最初の頃は、みんなが話していることが耳に届きません。何を話しているのかもわかりません。人の話しを聞いていると自分との違い探しばかりしてしまいます。心の中で文句や不満ばかりが沸いてきます。私はみんなとは違う、そんなにひどくない、一緒にするな。どうせ一人になったら隠れてお酒を飲んでいる。所詮、嘘をついてきれいごとを言っている酒飲みの集まり。傷をなめ合っているだけ。こんな昔の悪いことばかり話してなんの意味がある、もっと将来の希望を話した方が良い、こんなことをしても意味がない、などなど。でも参加を続けて人の話しをたくさん聞いているとだんだん人が話していることがわかるようになります。自分の事を話しているのではと思うことも出てきます。自分だけではないのだと気づくようになります。人の話を素直に聞けるようになると色々な過去を思い出したり気づいたりすることが出てきます。そうすれば自分が感じたことや思ったことを話したくなります。そして少しずつ話しも出来る

ようになります。自分で話しが出来るようになると、新しく思い出したり考えたり気づいたりすることがたくさん出てきて、自分では気づかなかった過去の自分の姿が見えるようになります。気づかなかった過去の自分が見えれば今の自分の姿が見えるようになります。なぜ依存症になるまでお酒を飲み続けてしまったのか、なぜこんなに苦しい、生きづらい生き方、無理な生き方をしてきたのか。それがわかるようになってきます。そうすれば変わることが出来ます。自分を語れるようになると回復して行けるのです。

・足で回復、耳で回復、口で回復、と言われています。

・この場所では、昔やった悪いことを告白しても誰からも怒られない。逆に昔やったいいことを自慢しても誰からも褒められない。お酒は飲んでないと嘘をついても誰からも何も言われない。嘘をついても何の意味もない。だから正直に話せるのです。

・特に最初の頃は正直に自分の気持ちを出して下さい。文句ばっかり言って来て誰も自分の気持ちをわかってくれなかった事、今まで一人で我慢して耐えてきた事や、家族や他人への不満や文句、愚痴、嫌だった事、怒りなどの感情を話してください。最初のうちはそれが必要なことがあります。

・お酒を飲んでいた頃は、さみしさや辛さや弱さを自分一人で耐えて、どうせ誰もわかってくれない、と誰にも相談せずに我慢してお酒で自分をだましながら自分にも他人にも嘘をつきながら生きざるをえなかった。仲間の中で自分の辛さや弱さも正直に

話せるようになりそれをみんなが黙って受け止めてくれると、正直に生きることが出来るようになります。そうすればもっと楽に生きられるようになります。正直になるという事は、生き方が変わるという事です。自分に正直になる事で回復して行けるのです。

・なぜ過去の酔ってしでかした事を話すのか、話せるのか。それは今の自分は昔と違ってきちんと生きているから昔のひどかったことを話せるのです。だからみんなの前で堂々と「アルコール依存症の○○です」と隠さずに正直に言えるのです。今もまだお酒を飲んでひどい問題を起こしていたり、昔の飲酒して行った行為にとらわれて回復出来ていない人は、昔のひどかった話や「アルコール依存症の○○です」と話せません。回復して来ているからこそ正直に話せるのです。そして昔のお酒を飲んでひどかった話をする事で、今の幸せな状態を確認し感謝して、その頃に再び戻らないようにしようといつも再確認できるのです。

　「私はアルコール依存症です」と人に言えるようになると断酒が続くようになります。隠したり嘘をついたりしている間は、断酒は続きません。

隠せば隠すほど、嘘をつけばつくほど辛くなる。
辛くなればなるほど、お酒が必要になる。

嘘をついても批判されない。自慢しても褒められない。何を言って

も黙って聞いてくれる安全な場所で、安心できる時間を、信頼できる仲間や人と過ごす。それが回復するには必要なのです。一人では回復が困難です。この場所だけは、隠さなくてもいい、隠す必要がない。嘘をつかなくてもいい、嘘をつく必要がない。なんでも正直に話せる。まだお酒をやめられていないことも、昨日お酒を飲んだことも、誰も自分の気持ちを分かってくれなかった辛かった、苦しかった過去も正直に話せる。困ったら、悩んだら相談することも出来る。助けを求めることも出来る。頼ることも出来る。お酒を飲んでいた時の様に一人で悩んだり苦しんで、それをお酒に頼らなくてもいいのです。そういう安心して居られる場所と信頼できる仲間がいる安全地帯、自分の居場所ができることで回復していけるのです。あなたはもう一人ではありません。同じお酒で苦しんできた仲間が隣にいるのです。

　　　魚は水、

　　　　　　人は人の中
　　　アル中は酒、

　　　　　　　断酒は仲間の中

・楽しくなければ参加しない。楽しいだけでも続かない。気づかなければ続かない。気づけば変わることができます。変わればまた続きます。そのためには人の話しを素直に聞き、嘘や隠し事をせず正直に自分の体験や思い、気持ちを話せるようになる

ことが必要です。自助グループはそれができる場所なのです。

　最初のうちは日常生活の出来事や一日断酒で頑張りますなど決まり文句しか話せなかったり、自分の飲酒歴や断酒している良い事ばかり話したりしています。何年でも何回でも延々と同じ話を続けることもあります。しかしそうするうちにいつの間にか話す内容が変わっていきます。そしてだんだんと人の話しが耳に入ってくるようになると、自分でも他の人と同じように、飲んでた時はどうだったのか、今はどうなのか、なぜアルコール依存症になるほどお酒を飲んだのか、なぜお酒をやめなければいけないのか、自分の気づいた事そして気づいて変わった事などの話しができるようになり、過去の反省と償い、許す気持ちや感謝の気持ちが出てくるようになります。そうなるためにも自分の気に入ったグループを見つけ、自分がこうなりたいと目指す仲間や気の合う仲間が見つかればいいなと思います。

・インターネットのオンラインの集会

　外出しなくても参加できる。自由に参加できる。面倒な準備が必要ない。自分のことを誰にも知られないので安心してなんでも話しやすい。顔を出さなくていい、本名を言わなくていい、聞いているだけでもいい、など気楽に参加ができます。まずはどんなところか参加してみて様子を見てみたらいかがでしょうか。慣れてきたら実際の集会にも参加して本格的に仲間との交流を持ってみて下さい。

・自助グループの参加に向いていない人

　　精神科的疾患のある人の一部の人。

　　認知症、精神遅滞など知的障害がある人の一部の人。

　　耳が聞こえない人。

　　人が近くに居たり、大勢いる場所が苦痛の人など。

＜断酒を継続するためのその他の方法＞

１、周囲に、お酒はやめたと宣言する。医者に止められているとか、
　　理由は何でも良い。

２、勉強会、学習会や研修会に参加。
　　保健所や専門医療機関、自助グループなどでやっている勉強
　　会や研修会などに参加。

３、飲酒記録を付ける：記録簿ないしカレンダーに記入。
　　毎日飲酒記録を付ける。年間カレンダーを壁に貼って、毎日そ
　　の日の数字にしるしをつける。飲まなかった日は数字を赤色の
　　○で囲むあるいは○を付ける。少量飲んだら青色で囲むあるい
　　は△を付ける。多量に飲んだら黒丸で囲むあるいは×を付ける。

４、訪問看護を受ける。

５、カウンセリング
　　カウンセリングを行っている医療機関でカウンセリングを定
　　期的に受けるのもいいかもしれません。その場合はなるべく依
　　存症の知識と理解のある先生を選びましょう。依存症の人のカ

ウンセリングの経験が豊富な先生ならもっといいと思います。

6、SMARPP（スマープ）：アルコールや薬物などの依存症の治療プログラム。

・アルコールや薬物をやめ続けるための全二十四項目の練習帳。

・専門のクリニックや病院などの医療機関で行われています。

7、ノンアルコールビールなどのノンアルコール飲料

・ノンアルコール飲料を利用していて再飲酒してしまった例はありますが、使い方次第で断酒の手助けになる事があります。物は使いよう。

・お酒をノンアルコール飲料に変えて断酒をする場合には、利用の仕方を主治医と話し合って使用基準を決める。

・どうしてもお酒を飲みたくなった時や飲まざるを得なくなった時にノンアルコール飲料に替えて飲む、など。

8、１日断酒

一生お酒をやめなければいけないと考えると気が遠くなるほどの時間です。本当に断酒が出来るのかな、など不安になります。まずは目標を短くしてそれが達成できたことを喜びましょう。うれしくなればまた次の目標の励みになります。今日だけはどんなに飲みたくなっても、１日ぐらいなら我慢できる。今日飲むのはやめて、明日にしよう。明日飲むことにしよう、の先延ばしのくり返しです。そしてこの目標期間はどうとでも調節できるのです。今日の家族と一緒の昼食が終わるまでは飲むのはやめよう。来週の自助グループに行くまでは飲むのはやめよう。な

どといくらでも長くも短くも調節できるのです。その都度達成できたことを喜びながら続けるのです。

　何年お酒をやめていても飲みたいという気持ちは完全に無くなることはありません。今はなくてもいつ出てくるかわかりません。飲みたいけど飲まない。飲みたいけど今日は飲まない。のくり返しで毎日断酒を続けていくのです。

9、再飲酒（スリップ）の予防：飲酒欲求を駆り立てるもの、引き金になるものを避ける。

　どこでもいつでもお酒が手に入り飲める社会で、お酒のない生活を続けるために具体的で一番重要なのがこれです。なぜなら特に断酒初期の失敗はこれの対処をおろそかにした結果が多いのです。つまり飲酒欲求が出てこないように予防するための対処法です。飲酒欲求はもうないからと安心していてはいけません。今後一生出ないという保証はありません。いつ出現するかわかりません。アルコール依存症は飲みたくなったら意志の力では抑えられないで飲んでしまう病気です。だからこそ飲酒欲求が出現しないように予防対策を行うのが大切なのです。細かい全ての対策をすることは大変なので自分には何が一番飲酒欲求を掻き立てるのか、今までの失敗の経験から判断して特に危険なものから対策を始めましょう。

　そしてその**引き金になるものを避けるだけでなく、それに代わるものを見つけることも必要です。**例えば、飲み友達と会わないのであれば、それに代わるものとしてお酒を飲まない人と

付き合ったり断酒仲間を見つけて会うなど。

　そしてもう一つは、飲酒欲求が出てきた時の対処法です。飲酒欲求が出現してきたらそれがまだ小さい内に対処することが大切です。ほっておいて飲酒欲求がどんどん膨らんで大きくなってしまえばもう意志の力は役にたちません。もうどうやっても飲酒は止められなくなります。飲酒欲求が出た時にどう対処するかは日頃から常に意識してすぐに対処出来るように準備しておくことが必要です。

１）飲酒欲求を駆り立てるものを避ける。

・飲酒欲求は何かのきっかけや外からの刺激で出現するだけではありません。一番怖いのは自分の中にある弱い気持ちや自分本位な考え方です。例えば、もう長いことお酒は飲んでいないし、依存症は治ったのかもしれない。依存症ではなかったのかもしれない。一杯ぐらいなら大丈夫だろう。一杯でやめれば問題ない。など自分の都合のいい考え方をしがちです。また、自分の中に原因があるばかりでなく外側から起こる事が原因になる事もあります。大変な事が起きた、大失敗した、こんな時に前の様に一杯飲めば・・という考えが浮かんでくるかもしれません。またマイナスの要因だけでなく、プラスの要因でもおこります。楽しい時に、楽しくて飲みたくなる時もありますので気を付けましょう。

・HALT（ハルト）：以下の状況の時は飲酒欲求が出てくるので気をつける。

Hungry（空腹）：お腹を減らさない。おなかが減ったら何か食べる。三食きちんと食べる。

Angry（怒り）：怒りをためない。怒りは飲酒欲求を駆り立てる。少しずつ吐き出せる方法や人、場所を見つける。

Lonely（孤独）：一人にならない。孤独になると淋しさや虚しさなどマイナスな気持ちにしかならない。その気持ちをお酒で対処しようとしてしまう。

Tired（疲労）：疲れすぎない。疲れをためると、それを癒すためのお酒を飲みたいという欲求が強くなる。

・**見ざる、言わざる、聞かざる、行かざる**。とにかくお酒に関する事には一切関わらない。

見ざる： TV などのお酒の CM やお酒の広告、看板などは見ない。

言わざる：仲間の所以外では、お酒に関する話はしない。

聞かざる：仲間の所以外では、人が話しているお酒に関する話しを聞かない。

行かざる：スーパーやコンビニなどのお酒売り場には行かない。お酒を飲める場所に行かない。歓楽街には行かない。お祭りやハローウィンなど周りのみんなが浮かれている場所にはいかない。冠婚葬祭にはいかない。旅行にはいかない。もし旅行に行くとしたら日帰りで、早く帰って夕食は自宅です。

・引き金となる（飲酒欲求を駆り立てる）物を避ける：

人、場所、時間、飲食物、行動、状況、音楽、道具、服装など、飲酒していたころの習慣を避ける。

人：以前の飲み友達とは付き合わない、会わない。事務的な電話やメールはOK。

場所：昔お酒をよく飲んでいた所やお酒が出る場所には近づかない。歓楽街には行かない。

時間：何もしていない時間、退屈な時間を作らない。いつも飲酒していた時間を他の行動で埋める。自助グループに参加する等。

飲み物：飲酒していた時に一緒に飲んでいた飲み物は飲まない。ウーロンハイを飲んでいたらウーロン茶は飲まない等。

食べもの：飲酒していた時に一緒に食べていた食べ物は避ける。ビールを飲んでた時に必ず食べていた焼き鳥など。

行動：いつもゴルフの後に皆で飲酒していたら、ゴルフは控える等。

音楽：飲酒しながらよく聞いていた音楽は避ける。

道具：飲酒に使用していた道具を使わない。ビールを飲んでいたコップなど。

服装：お酒を飲みに行くときによく着ていた服装をして外出しない。

・他の嗜癖行為に手を出さない。

お酒をやめたのだからパチンコぐらいやっても良いだろう、

と思いがち。勝ったり負けたりした時に、感情が高ぶって飲
酒欲求が出てくる。

・お酒を家に置かない。

・余分なお金を持って出ない。必要な現金のみ。

・異性との付き合い

　２年できれば３年以上断酒して生活が安定し、気持ちが落
ち着くまでは異性とは付き合わない。特に依存症者同士の
付き合いは問題が起こりやすくスリップに結びついてしま
うことが多いのです。回復しないうちに異性と付き合うと
いうことは、淋しさや孤独感をお酒で対処していたのを異
性に変えただけになってしまうことが往々にしてあります。
一生その異性と仲良く何も問題なくやっていければうまく
行くかもしれませんが、そんなことはあり得ません。まして
不安定な時期に相手のことがあまり分かっていないままで
付き合ったり結婚したりすると大なり小なり必ず二人の間
で仲たがいやけんか、別離など何か問題が起こり、うまくい
かなくなるとまたお酒に頼るしかなくなるのです。

・歯痛、頭痛、ケガなどの体の痛みに気を付ける。早めに医療
機関に受診して相談や治療を。

・仕事を急がない。同じ仕事に復帰するときは３カ月〜６か
月以後。新しい仕事をするときは、断酒して１年以後を目
安にする。

・お酒が関わる様な仕事には就かない。夜の仕事から昼の仕

事に変える。

・頑張りすぎない。休職や入院したりしていた時の遅れを取り戻そうと無理に頑張らない。

・暇な時間を作らない。毎日の予表を立てる。空いている時間は仲間の所へ行く。空いた時間を埋めるために遠くの自助グループに行く。

・一日断酒を目標にする。今日1日だけなら意志の力でもお酒を我慢できる。今日はお酒を我慢して明日飲むことにする。先延ばしのくり返し。

・最初の一杯に手を出さない。

　一杯だけなら問題ない。一杯ぐらいなら大丈夫。一杯でやめればいい。と悪魔のささやき。最初の一杯を飲まなければお酒を飲むことはない。当り前ですね。でも最初の1杯と2杯目の1杯は同じ1杯でもすごく違います。最初の1杯を飲む時はまだしらふなのです。しらふなら「だめだ、飲むのはやめよう」と理性が働いて飲まずに済む可能性があります。だから最初の一杯に手を出すなと言うのです。そして2杯目の1杯は同じ一杯でももうお酒が体に入っている状態です。1杯でもお酒が入ってしまえば理性は働きません。もっと飲みたいという強烈な欲求が出現し、お酒を飲むことしか頭になくなり、お酒を止めることは出来なくなってしまいます。

2）飲酒欲求が出た時の対処法

・飲酒欲求はうまく行けば普通１５分ぐらいで消えます。その間に飲酒欲求が強くならないうちに出来ることをする。

・飲酒欲求の気をそらすための行動をする。細かい動作が必要な行動やまた激しい行動も効果的です。また飲めない環境にすぐ身を置く行動も効果があります。

・輪ゴムパッチン：手首に巻いた輪ゴムを引っ張って放す。同時に頭の中で、やめ、と言って他の事を考える。

・場所を移動する。場所を変えるなど周囲の雰囲気を変えることも効果的です。

・散歩、ウォーキングや駆け足をする。

・深呼吸：ゆっくりと時間をかけて、鼻から吸って口から吐く。数回くり返す。

・楊枝を取り出してくわえる。チューインガムを噛む。

・手や足の指のマニキュアをする。

・歯磨きや歯間ブラシで歯をきれいにする。

・壁に向かって逆立ちする。スクワットをする。腕立て伏せをする。

・お茶やコーヒーを飲む。お湯を沸かしてお茶を入れる、コーヒーを入れる。

・シャワーを浴びる。

・理解のある知り合いや仲間に連絡して話をする。

・近くの仲間の所へ行く。家族がいる所に行く。

・すぐに抗酒剤（シアナマイド）を飲む。

・ＥＴＣ

＊1回で断酒が続いた人はあまりいません。多くの人は何回かスリップ（再飲酒）したり、飲み続けてしまって再発してしまうひともいます。自分はどんな時、どんな状況、どんな気分の時にお酒が飲みたくなってしまうのか。スリップしたときにはなぜ飲酒をしてしまったのかその原因や誘因をよく考えて、それを避けるためにはどうしたらいいのか。同じ失敗をくり返さないために自分で対処方法を考えてそれを実行する必要があります。

＜再飲酒、再発。何度失敗してもいい＞

断酒を目指した人の断酒率は、一般的に3か月で約70％、6か月で約50％、1年断酒率は約20〜30％で、あまり良くありません。しかしアルコール依存症だけが失敗の確率が高いのではありません。アルコール依存症と同じく糖尿病など他の慢性疾患も、治療を完全に実行できる人はあまり多くはありません。糖尿病患者さんの中にも、運動をやらなくなったり、時に食べ過ぎたり、薬を飲まなかったり、受診しなくなったりして悪化する人は多いのです。つまり慢性疾患はどの病気も本人がしなければならないことが多く、それを毎日長期にわたって続けなければならないため、時に失敗する事は多いのです。アルコール依存症だけがなかなかうまくいかないのではありません。

136

通院や自助グループに参加を続けることなど、やり続けなければいけないことをやり続けるのはなかなか難しいものです。でもそれよりももっと難しいのが、やめ続けなくてはいけないことをやめ続ける事なのです。やり続ける事よりやめ続ける事の方が難しいのです。

　熱心に治療を受けていても1回で断酒が継続できた人はあまり多くありません。自助グループに参加すればすぐにお酒がやめられるようになるわけでもありません。多くの人はスリップ（再飲酒）を何回か経験します。スリップは断酒人生の失敗ではありません。そのスリップが次に進むための一歩になるのです。スリップしてそのままお酒を飲み続けて再発する人もいます。自助グループに通っていても何年もお酒がやめられない人もいます。しかしなかなかお酒がやめられなくても、あるいは何回スリップしようと、再発しようと構いません。治療を続けて仲間の所へ行っていて下さい。あきらめずに何度でも挑戦し続けていたら、そのスリップや再発がいつか気づきをもたらします。気づけば変わって行きます。生き方が変われば必ず断酒が継続できるようになります。

　世の中にはどんなに頑張っても出来ない事は沢山あります。でも頑張っていれば必ずできる様になる事も沢山あります。断酒は、頑張って挑戦し続けていれば必ず出来るようになる事の一つなのです。

　お酒をやめたかったら依存症になりなさい。なぜなら、お酒をやめる事が出来るのは、アルコール依存症者だけなのです。

そして再飲酒の予防に、つまり断酒を継続するのに一番効果があるのは、同じ仲間の断酒の手助けや世話をすることです。自助グループなどで役割を担い、集会の手伝いをしたり、他の集まりに体験やメッセージを届けたりすることです。困っている人の断酒の手伝いをすることが自分の断酒継続に一番効果があるのです。

＜飲めない　→　飲まない　→　飲む必要がない＞

　アルコール依存症は慢性進行性なので、飲み続けていると必ず生活が出来なくなり、文字通り生きて行けなくなります。そのため生きていくためには、仕方なくお酒をやめざるを得なくなります（**飲めない**）。

　仕方なくお酒をやめて仲間の中で断酒を継続して回復していくと、今度は、お酒はもう飲まないぞと言う自分の意志で断酒を継続するようになります（**飲まない**）。

　さらに断酒を継続して回復していくとお酒が無くても生活できるようになります。酔いが必要でなくなるのです。お酒以外のする事や楽しみが見つかるようになります。しらふの生活があたりまえになりいろいろな問題や困ったこと、悩みやストレスをお酒以外で対処できるようになり、お酒を飲む必要性がなくなります（**飲む必要がない**）。そうなると楽に断酒が続くようになります。

２２、断酒後の問題

・断酒が続いているからと言って本人の言動や行動、家族関係や生活がすぐに良くなってくるわけではありません。回復するのには時間がかかります。そして断酒したためにかえって悪くなったり、新しく出てくる問題があることを本人も家族も知って対処しておかないと、なかなか家族関係が良くならなくなったり、飲酒していなくても、以前の飲酒していたひどい状況に戻ってしまう誘因になってしまうこともあります。

１）本人

①自信過剰：

　　お酒はもう６か月も飲んでない。意外に簡単にやめられた。飲酒欲求もない。依存症ではなかったのではないか。この前飲み会に参加したけどお酒を飲みたいとも思わなかった。お酒をすすめられてもウーロン茶ですまして帰ってきた。このまま自分でやめていけばいい。外来受診や自助グループにはもう行かなくてもこのままやめられる。などと思って治療から遠ざかる。

②ドライドランク

　　ドライは乾いている、つまりしらふの状態を指します。ドラン

クは酔っぱらいの事。「しらふの酔っぱらい」ということです。お酒はやめているのですが、飲んでいた時と同じような状態が続いていることです。自己中心的、感情的、粗暴な言動、あるいはうつ状態で無気力、引きこもりなど飲んでいた時と同じ様な状態が続くことがあります。

　例えば、外来通院はして断酒は続いているが、ただお酒をやめているだけで飲酒していた長い期間に家族や周囲にかけた迷惑行為、暴言や暴力、心配や不安、恐怖などの事は忘れてしまい、家族の気持ちや状況も理解しないまま、お酒をやめてやっているのだから家族は自分を手助けするのは当たり前、と飲酒していた頃の自己中心的な考えや言動がなかなか変わらないこともあります。家族も、これでは飲んでいるときと変わりない、とがっかりしたり諦めたりしてしまい、家族関係が返って悪くなることがあります。

③②の例とは逆に、酔って周囲や家族にかけた迷惑や問題行動の反省やその罪悪感などで周囲の人に気を使いすぎて人間関係がぎくしゃくしてなかなか良くならない。

④飲酒している長い期間は、男性は家庭での夫、父親。女性は妻、母親、そして社会人としてするべきことを何もしてこなかったため、家庭内での自分の役割がうまく果たせない。

２）家族

①本人がお酒をやめているので飲酒問題はなくなり、家族はもう病院の受診や自助グループに行く必要はないと思って家族自身が行くのをやめてしまい、依存症のことを何も理解しないままで今まで通りの対応をしていると家族関係がなかなかよくならず、返って一生懸命断酒を続けている本人の足を引っ張りかねないことになってしまいます。本人から、家族が病気のことを理解してくれないので悲しい、という訴えが時々聞かれます。

②お酒を飲んでいるときは家で酔って寝ることが多くて粗暴な言動や問題行動があまり目立たない人の場合には、本人がお酒をやめると仕事や人間関係のストレスをしらふで対応しなくてはいけなくなるし、お酒を飲めないイライラもひどく、それを家族にぶつけてしまい、家族はこれならお酒を飲んでいた時の方がよかったなどと思う様になることもあります。

③お酒をやめているので全てOKと思って、すぐに家の事や仕事など全ての事を以前と同じようにすることを本人に求めてしまう。

④本人が治療を受けながら断酒を続けていても、家族も仲間の中や治療を受けて回復していかないと、昔受けたひどい体験などの心の傷が癒されておらず、苦しみが続いていて本人との信頼関係がなかなか取り戻せないことがあります

⑤酒害者本人の飲酒問題が無くなってくると、逆に子供の問題（不登校、引きこもり、家庭内暴力、非行、薬物使用など）が目立つようになってくることがあります。

・断酒が続いていくかどうかは、今お酒を飲んでいるか飲んでいないかはあまり関係ありません。たとえ何年もお酒をやめていても、受診や自助グループなどに定期的に行ってないと再飲酒が起こる可能性は非常に高いのです。例え今お酒を飲んでいたとしても、治療を受け続けながら自助グループなどの仲間の所に行っていれば必ず断酒が続くようになります。気づいて、変わって、回復していける場所が必要なのです。それは安心で安全な場所、つまり悩みや失敗、過ちなど正直に自分の弱さを隠さずにさらけ出しても、たとえどんなに間違えていることを話しても、否定したり注意や説教をしないで「あなたはそう考えている、そう思っているのですね」と、黙って聞いてくれる人が、そして仲間が居る安全地帯としての場所が必要なのです。そういうところで気づいて回復していけるのです。

適度な距離を保って、相手の領域を犯さない、相手をコントロールしようとしない、自分の気持ちや思いを伝えられる人間関係が持てるようになるともっと楽に気持ちよく生きて行くことができるようになってくるのです。

２３、断酒が継続的に安定して続くには

１、定期的に自助グループに参加をしていること。

２、飲酒欲求をかき立てる引き金の予防と対策を出来る範囲でしていること。

３、一人ではないこと。断酒仲間や個人的にも社会的にも適度な人間関係を持てていること。

４、行く所がある。行ける場所がある。

５、仕事もしくはやる事、やりたい事があり、それが適度に出来ていること。

６、ストレスがあまり大きくない生活が出来ていること。

７、これでいいんだ、という自分である程度納得できる生き方が出来ていること。

などがあります。

２４、そうです。家族も

依 存 症

です。

　アルコール依存症の家族は、酒害者本人のお酒をやめさせるための人ではありません。やめさせる権利も義務も責任もありません。そしてお酒をやめさせるための協力者や援助者でもありません。家族自身も本人の飲酒に巻き込まれて依存症という病気にかかった治療を必要とする本人です。家族もこの病気から回復して自分自身の生活を取り戻すことが必要です。それには治療と仲間と時間が必要です。（もちろん依存症にまでならないですむ家族もいます）

　　・本人はアルコール依存症で、お酒を飲む行動がコントロール
　　　できない。
　　・家族は関係依存症で、お酒をやめさせようとする行動と世話
　　　をする行動がコントロールできない。

　家族にはお酒をやめさせる力はありません。無力です。だから本人に任せるのです。
　本人にはお酒をやめる力はありません。無力です。だから仲間に

任せるのです。

　家族が変われば、家族と本人の関係が変わります。
　家族と本人の関係が変われば、本人も変わります。

　アルコール依存症はお酒を飲む人は誰でもかかる可能性のある病気です。気が付かないうちにかかってしまい気が付かないうちにゆっくりと進行していきます。依存症の中期までは、飲酒して問題が起きていてもお酒をやめようと思えばいつでもやめられるから依存症ではない、などと言ってお酒をやめようとはしません。気が付いた時は依存症の中期を過ぎてしまい、もうお酒をやめようと思っても自分ではやめられなくなっています。つまり家族はいくら本人のお酒をやめさせようとしてもやめさせることは出来ないのです。やめることが出来るのは本人自身がお酒をやめようと決心して治療に乗った時だけです。家族が本人に出来る事は、早く本人が自分の問題に気づいて、本人自らお酒をやめよう、治療を受けようとする気にさせる、ということぐらいです。そのためには家族が早く治療に参加して自分自身の生活を取り戻すことです。家族がお酒をやめさせようとしている間は、本人はお酒をやめようとはしません。

　本人はアルコール依存症です。そしてその家族（主に妻）も依存症になってしまうことがあるのです。家族の病気は**関係依存症**です。家族の方も依存症になってしまうのを**共依存(症)**と言われています。

145

（共依存は病気ではないという考え方もあります）

＜共依存（症）＞　co‐dependence 、co-dependency、

　共(Co)は、お互いに、相互にという意味ではない。本人は家族に依存し家族は本人に依存し、お互いに依存し合っている、ということではない。重篤になってお互いに依存し合う関係（共依存関係）になるようになってしまうこともあります。

　共（Co）は、仲間、一緒、同じ、共にという意味です。共（Co）は同じ病気、二人とも依存症という病気にかかっている仲間、家族も依存症にかかってしまったということです。本人はアルコール依存症に、家族は関係依存症にかかっている、ということです。

・本人はアルコール依存症。

　　お酒を飲むという行動が止められない、コントロールできない。

・家族は関係依存症：人間関係の依存症。人間関係嗜癖。

　　お酒をやめさせようとする行動が止められない、コントロールできない。

　　本人の後始末や世話をするという行動が止められない、コントロールできない。

　アルコール依存症者はお酒を飲むこと以外は何もしないで生きて行くようになりますが、家族も本人の世話をやく行為が生活の第一

を占め、世話をすることが自分の生きがい、存在価値となって世話をする人がいないと生きて行けなくなる様な心理状態になります。生きて行くのに自分を必要とする人が必要となるのです。つまり飲酒者本人に依存してしまいます。本人は家族の世話がないとお酒を飲みながら生きてはいけなくなるために飲酒しては問題を起こして家族の世話を引き出していきます。そして家族の世話に依存して生きていきます。つまりひどくなると、本人と家族はお互いに依存しあう関係（共依存関係）となってしまいます。

　もちろん家族にも共依存症にならない人やお互いに依存しあう共依存関係にまで行かない人もいます。夫が飲酒して時々問題が起こるようになったのですが、ある日酔って暴力を振るったため、今度暴力を振るったら別れると言って夫も、もう二度としないと謝って治まったのですが、その後再び酔って暴力があったためすぐに家を出て、離婚した人もいます。このような行動をとる家族は依存症（関係依存症）にはならないのです。つまり共依存症にはなりません。

　家族は、本人がお酒をやめようと思っても自分ではやめられない病気にかかった病人だということを気づきません。どんな病気にかかったかも知りません。そのため本人を病人としてみることが出来ないのです。お酒を飲んでは問題を起こして周囲や家族を困らせるようなひどい人間だと思って、その本人の行いを正そうと、お酒をやめさせようとします。

　例えば、認知症にかかった夫が話したり約束したことを忘れてし

147

まうために家族に迷惑をかけるので、「しっかり覚えておきなさい」といくら本人に言い聞かせても、それは全く効果のない不可能なことを本人に要求していることだと分かると思います。

依存症がお酒をやめようと思っても自分ではやめられない病気だと知っていたら、お酒をやめろといくら言っても、それは不可能なことを本人に要求しているという事はわかると思います。**お酒をやめることができるのは、本人がやめようと決心して治療に乗った時だけです。**家族は、本人のお酒をやめさせる事が出来ないのであれば、本人のお酒をやめさせようとすることは無駄なのでやめることです。お酒に関することは本人に任せるしかありません。家族が出来ることから徐々に本人に任せて、飲酒や飲酒に関することには関わらないようにして行き、そして飲酒して起こす問題に巻き込まれないで、家族は家族なりの普通の日常生活が送れるようにしていくことです。逆に、そのような行動を家族がとることによって本人が自分の飲酒問題に気が付いて、このままではだめだ、何とかお酒をやめないと、と思うようになるのです。家族が変われば本人も変わります。家族には家族の出来る事があります。

今までお酒をやめさせようと家族が必死にやってきたことは、例え効果がない事だったとしても何も知らないままで一生懸命に家庭を守ろう、何とかしようと必死に頑張ってやってきた事なのです。家族が悪いわけではありません。でもこれからは家族とそして本人の回復のためにも、家族が治療に参加してもっと適切な行動が取れるようになりましょう。今までやってきた苦労に比べればうんと生活

も楽になり効果もある方法なのです。

　それではまず家族と依存症との関係の知識と理解を得る話をしましょう。

＜家族が間違いやすい考え方や行動＞

　家族は依存症という病気の事を何も知らないので普通の一般的な考え方で対応してしまいます。

　1、家族の考え方

　　・嘘つき、意志が弱い、怠け者、自分勝手、飲みすぎるだらしない性格の人、どうしようもない人間、二重人格者、本人の性格・人格の問題、人間性の問題、道徳的な問題だ。

　　・お酒をやめると嘘をついてまたすぐに裏切る。全く信用できない。

　　・好きで飲んでいて、やめるつもりは全くない。

　　・私が悪い。自分の育て方が悪かった。

　　・私が優しくしていればこんなにお酒を飲まなかった。私が悪かった。

　　・私しかいない。私が何とかしてお酒をやめさせる。私ならやめさせることが出来る。

　　・何とかして本人を病院に受診させないとどうしようもない、何も始まらない。

　　・本人が問題なので、本人が病院に行って治療を受けてお酒を

149

やめさえすればいい。なんであんな人のためにわざわざ私が病院を受診しなければいけないのか、自助グループに行かないといけないのか。

・家族の否認：そんなにひどくない、まだアル中（依存症）にはなってない、飲みすぎただけ、酒癖が悪いだけ、酒乱でアル中（依存症）ではない。

2、家族の行動：家族は本人の飲酒や飲酒問題に巻き込まれてしまう。

①本人を自分の思うとおりにコントロールしようとする。

　　お酒をやめさせようとする。お酒を飲む人から飲まない人に変えようとする。間違いを指摘して、正そうとする。

②文句、不満、怒りなど。批判的、攻撃的、感情的になってしまう。

　　いくら注意しても飲酒と飲酒して起こす問題が続くので，文句を言ったり怒ったり感情的になってしまう。

③世話焼き、後始末をしてしまいます。

　　本人が酔って様々な問題を起こしてしまうのでその世話や後始末をせざるを得なくなります。そして本人がすべきことで本人が出来る事まで世話を焼いてしまいます。しなくていい世話までしてしまうのです。

④軽蔑したり、あきらめてしまいます。

　　お酒を飲むだけで何もしないだらしない情けない人間。もう何を言ってもダメ。早く死んでくれないだろうか。

- １日中本人の飲酒のことで頭がいっぱいになっている。日常生活の思考や行動が本人の飲酒に関する事ばかりになる。本人の飲酒に一喜一憂する。

- 家族は、自分の生活や生き方が本人の飲酒によって決まる。本人が飲酒していなければ落ち着いて生活して、お酒を飲んでいればまた悲惨な生活になる、というような同じことを繰り返す。

- 本人が病院に行かないとどうしようもないと思っているため、本人を何とか病院に受診させよう、入院させようと無理やり病院に連れて行こうする。

- 家族は何とか本人を病院に受診させようとしますが、家族自身はなかなか病院に受診しようとはしません。

- 病気のことを何も知らないため、お酒をやめさせる事しか考えられず、「お酒をやめさせようとする家族」と「お酒をやめない本人」との争いになります。その結果、家族関係はひどい状態になってお互いに怒り、憎しみ、恨み、暴力も引き起こしてあらゆる否定的な感情が渦巻き、本人と家族との信頼関係はなくなってしまいます。そして病気なのに本人も家族も治療を受けないままで家庭は崩壊して別居、離婚などになってしまいます。

１）本人の飲酒や行動をコントロールしようとする。

・小言、説教、懇願、指示、命令、脅し、叱責、泣き言等、あらゆる手を使って本人のお酒を減らそうとしたり、やめさせようとします。

①お酒を飲みすぎないように、量を減らさせようとする。

　　家族は、お酒を飲みすぎるために問題を起こすので、お酒を飲みすぎさえしなければいいと思い、飲む量を減らすように言ったり、頼んだり、命令したり、説教したりします。しかしなかなかうまくいきません。そのため実力行使に出ます。1日にビール2本とか、ウィスキーのボトルに線を引いて今日はここまでと約束を取り付けたり、お酒を水で薄めたりして量をコントロールしようとします。しかし相変わらず飲みすぎては問題を起こすことが続きます。

②お酒をやめさせようとする。

　　いくら飲みすぎないように、問題を起こさないように飲ませようとしても効果がなく、ますますひどくなってくるため、お酒をやめさせようとします。やめるように懇願したり、説教したり、怒ったり、命令したり、怒鳴りつけたり、今度飲んだら離婚すると脅したり（脅すだけで離婚はしません）、「もう2度とお酒は飲みません」と契約書を書かせたりなどあらゆる手を使いますが、お酒をやめないため実力行使に出ます。お酒を隠す、家に置かない、本人が隠したお酒を探して捨てる、近所の酒屋にお酒を売らないようにお願いする、本人が外出するとお酒を買って飲むのではと後をつける、など1日中監視

する。

　このように家族はあらゆる手を使いお酒をやめさせようと頑張ります。しかしいくら頑張ってもお酒をやめません。

③飲酒の理由をなくそうとする。←間接的に本人のお酒をコントロールしようとする。

　お酒を飲むのは何か理由があるからだと考え、淋しいから飲むのではと楽しく話をしたり、趣味を持たせようとしたり、お店を持たせたり、仕事をさせたり、結婚させたり、機嫌を損ねないようにちやほや気を使ったり、何でも言うことを聞いてあげたり、色々とやってみますが結局はうまくいきません。本人はいろいろな理由をつけて飲み続けます　。

④無理やり病院に受診させたり、入院させようとする。

・どうしてもお酒をやめないので、家族は本人が病院を受診しないかぎりどうしようもない、と思って無理やり説得して本人を病院に連れていこうとします。たとえ無理やり連れていって診察が受けられたとしても本人はお酒をやめるつもりもなく、治療を受けるつもりもないため「妻に行けと言われてきただけ」「何も問題ない。困っていることもない」などと主張してその後は全く受診しなくなります。受診した時に、家族が本人を入院させてくれと言うことがありますが、入院の適応があるのは緊急等の条件がそろった場合を除いて、基本的には本人が入院の意志がある場合だけです。たとえ強制的に入院させたとしても、本人は酒をやめるつもりがないので退院

するとすぐにお酒を飲みます。入院中はお酒を飲んでないので入院する前より元気に健康になって、入院する前よりもっと飲める体になって退院するだけです。飲酒の手伝いをしているようなものです。だからといって死ぬまで入院させているわけにはいきません。つまり無理やり入院させてもあまり意味はないのです。意味がないだけでなく、本人の、家族とそして病院への信頼関係を失わせ、状況をますます悪化させて治療から遠のくだけです。

しかし、強制的に入院させられた人の中には、入院中に治療を受けたことで気が付いて断酒を決心して退院後に治療にのる人が全くいないわけではないので強制的な入院が絶対にダメというわけではありません。強制的な入院をどうするかは最終的には主治医の判断次第です。

・家族も本人を入院させると、これでやっと家でしばらく安心して生活できると、ほっとして全く病院に相談や受診しなくなり、治るまで（？）入院させて欲しい、あるいはもう一生入院してくれたら、などと話すことがあります。

2）**イネイブリング、イネイブラー**：可能にすること。可能にする人。

イネイブリングとは、**結果的に**お酒を飲んで生きて行けるように手助けや世話をしてしまう事。そういうことをする人をイネイブラ

ーと言います。家族が本人の病気に巻き込まれて、本人がすべき事だけでなく出来る事まで家族が代わりにしてしまう行動です。する必要がない世話までしてしまうのです。

アルコール依存症になるとどんどんひどくなって飲酒以外は何もしなくなってしまいます。何年も何もしないでお酒を飲むことだけで生きて行けることが出来るのは、必ずそれを手助けしている人がいるからです。経済的にも物理的にも何もしない本人を支えてしまう人がいるのです。本人はお酒を飲む事だけで仕事も日常生活でしなくてはいけないことも何もしません。そして飲酒してしでかした問題を家族や周囲が対処、解決してくれているので自分で対処しなくてもお酒を飲むことだけで生きていけるのです。その結果、本人が自分の飲酒問題に直面したり、その問題に向き合うことなく生きて行けるようになってしまうのです。本人は、家族のお酒をやめさせようとすることや文句や命令で言って来ることだけに対処していればいいのです。本人が対処することが自分のお酒の問題ではなく、家族との問題にすり替わってしまうのです。でも家族が悪いわけではありません。家族は誰にも相談できず、一人で悩みながら、ほかに方法も知らず必死に家庭を守るために出来るだけのことをやってきた結果なのです。

①飲酒問題の世話焼き、後始末、尻ぬぐい、肩代わり等

　　本人がするべきことを家族が代わってしてしまいます。いくらお酒をやめさせようと頑張っても相変わらず飲んでは問題を起こすことが続くため、家庭を守るため仕方なく家族は

本人が酔ってしでかした問題の対処や世話をしてしまいます。

・会社に二日酔いで休む言い訳の電話を妻が代わりにする。

・泥酔して倒れている本人をベッドに運んで寝かせる。

・吐いたり失禁した後始末をする。

・酔って壊したものを片付ける。

・夜中に車で泥酔した本人をお店まで迎えに行く。

・酔って騒いだ翌日に隣近所に謝りに行く。

・夜中に起きて、酔って帰ってきたタクシーの代金を代わりに払う。

・夜中に警察に保護された本人を引き取りに行く。

・飲み屋の借金を妻が払いに行く。

・病院に受診させようと、本人の受診予約を家族が取って無理やり連れていく。

②子供扱いする：世話焼き、先回り、先取り、手伝い等。

本人を何もできない赤ん坊のように扱ってしまう。あの人は私がいないと何もしない。何も出来ない。いつも見張っていてすべての行動に手を出して、手助けをしたり指示や命令をしている。

・何か大変なことになってしまうのではと、心配で一人にしておけないため外出もできない、旅行も行けない。

・病院やクリニックに初診したときに、問診用紙に本人に代わって家族が記入する。

・自分では行こうとはしないので家族がいつも通院の送迎を

する。

- ・いつも一緒に診察を受けて、医者が本人にした質問に家族が答えたり、本人に渡そうとしたパンフレットや資料を家族が受け取る。
- ・どうせ何を言っても飲むのだから、外で飲むより家で飲んだ方が安心だと、お酒を前もって買っておく。

3）コントロール合戦：お互いに相手を自分の思う通りにコントロールしよう、つまりお互いに相手を支配しようとする戦いになります。

- ・初期の頃は、家族はあらゆる手を使ってお酒を飲ませないように本人をコントロールしようとしますが、本人はそれに抵抗して嘘をついたり、隠れて飲んだり、暴力を使ってでもお酒が飲めるように家族をコントロールしようとするのです。またお酒をやめさせるために病院に連れて行って受診や入院をさせようとする家族と受診も入院も拒否する本人との争いになります。
- ・**「やめさせようとする家族」**と**「やめない本人」**との戦いになり、「飲んだ、飲んでない」、「飲む、飲ませない」、「やめろ、やめない」などの争いが続きます。
- ・どんなに家族が頑張っても本人の飲酒を止めることは出来ません。結局はお酒を飲み続けてしまいます。最終的には家族は本人の飲酒の後始末や世話をして家族が居なければお酒を飲んで生

157

きてはいけなくなるようにして本人を支配します。そして本人
は家族に、あなたが居ないと自分は生きていけないんだ、と飲酒
して問題を引き起こしては家族の世話を引き出すのです。つま
り本人は家族に、家族は本人に依存する、お互いが依存しあう共
依存関係になるのです。

4）暴力行為

①家族は、暴力はどんな理由があっても決して受けてはいけませ
　ん。暴力は１００％振るった方の責任で、振るった方に問題があ
　ります。そして暴力は犯罪です。家族は暴力を受けないように前
　もって適切な対策をしましょう。
②外よりも家の中での粗暴な言動や暴力が多くなるのは、本人の
　状況や家族の関係や状況、お互いの対応が影響します。依存症も
　ひどくなると周囲に迷惑をかけるようになるので外で飲めると
　ころがなくなり家で飲むしかなくなり、家での飲酒問題、暴力が
　目立つようになります。
③暴言、暴力などを誘発することもあります。
　・家族がお酒を飲まさないようにしようとするため、本人は暴
　　力をふるってでも飲酒しようとする。
　・気持ちよくお酒を飲んでいるのに、家族が生活の文句や不満、
　　飲酒への注意や文句、指示などをしつこく言うので怒って暴
　　力。

・本人は、自分の飲酒に対する日頃の家族の言動に不満、文句、反発、怒りなど溜まっているが自分が悪いのがわかっているので我慢しているが、時々家族の強い言動や対応に反応してしまい怒りが爆発して暴力。あるいは酔った時に抑制が取れて、日頃我慢して溜まっていた不満や怒りが爆発して暴力を振るってしまう。

④粗暴な言動、そして暴力行為などがひどく、家族は日常的に恐怖や不安が続いて安心で安全な普通の生活が出来ない。それに対処する方法や逃げることも考えつかないためストレスがたまり精神的に耐えられなくなって追い詰められ苦しんで、本人を殺したいと考えたり、死にたいと自殺を考えるようになることもあります。

5）本人の言いなりになる。

・お酒を飲むための暴力や酔いに誘発された暴言、暴力、粗暴な言動による恐怖や不安、心配などでどうする事も出来ないため本人の言うままになってしまう。

・本人の言われた通りにお酒を買いに行ったり、代わりに病院に薬を取りに行ったり、入院したら用事があっても頼まれたものをすぐに持って面会に行ったりする。

6）お酒をやめようと頑張っている本人の足を引っ張ってしまう。

・家族も治療に参加して勉強してないと病気の知識と理解が全くないので、お酒をやめようとして頑張っている本人の足を引っ張ってしまうことがあります。

・1回でお酒をやめられた人はほとんどいません。再飲酒や再発をくり返しながらだんだん断酒が継続できるようになるのです。必死に頑張って3カ月やめていたのに飲んでしまった。自分でもがっかりして落ち込んでいる本人に向かって「また飲んだ。嘘つき。意志が弱い。情けない」などという対応をしてしまい、また本人を飲酒に走らせてしまうようになってしまいます。

・いつまでも昔の飲酒していた頃の本人のやったことを言い続けたり、責め続けたりする。

・いつも監視する。

夜中にトイレに起きると家族も起きて来て、お酒を飲むのでは、買いに行くのではと監視する。

冷蔵庫を開けると、ビールを飲むのではと疑いの目で見ている。

本人が自室に一人でいると、突然家族が部屋に入ってきて、お酒を飲んでないかと探る。

一人で外出すると、お酒を飲むのではと後をつける。

・本人が帰宅するたびに匂いを嗅いだりして「飲んでないでしょうね」と確認する。

・急いで帰宅して少し息を切らしていると「お酒を飲んだでしょう」と疑いの言動をする。

・1年も飲んでないのでもう大丈夫でしょう、1杯ぐらいはいいじゃあないの、とお酒を勧める。

・長くお酒は飲んでないのでもう自助グループに行かなくてもいいから家のことをやってくれ、と自助グループを軽視する。

・あんなところ(自助グループ)に行ってもなんの役にも立たないから行くな、と治療の妨害をする。

7) 軽蔑したり、絶望してあきらめたり、無視する。

・お酒だけ飲んで何もしない、だらしない、情けない、どうしようもない人間。もうどうする事も出来ないと絶望したり、この人はもうどうしようもない、何をやっても無駄とあきらめてしまう。一切係わらない。本人を居ないものとして無視する。家庭内別居。

8) 別居、離婚、殺人等。

＜アルコール依存症は、お酒をやめようとしても、自分ではやめられない病気です＞

大量にお酒を飲んで依存症になったのも、お酒をやめないのも決

して家族がしっかりしなかったせいだとか、本人が悪いからだ、とかいうことではありません。お酒を飲んでいたらいつのまにかアルコール依存症という病気にかかってしまったからです。

　本人も家族も、病気だとは知りません。どんな病気かも知りません。そして本人は、基本的に病識がありません。病識がないので自分は依存症ではないと思っています。依存症とは自分よりもっとひどい人だと思っています。依存症ではないと思っているので本気でお酒をやめようとはしませんし、自分は病気だと思ってないので治療を受けようともしません。でも、時々お酒を飲み過ぎては問題を起こすことがあるので困って自分で何とかしようとはしています。お酒を減らしてみたり、休肝日を作ってみたり、しばらくやめてみたりしますが結局はもとに戻ってしまいます。そしてどんどん飲酒しての問題がひどくなって行くので、家族は仕方なく本人が飲酒して起こす問題の対処をせざるを得なくなり困り果ててしまいます。そのため家族は本人のお酒をやめさせようとしたり、依存症ではないかと病院に無理やり受診させようとします。しかし家族がお酒をやめさせようと一生懸命頑張ってあらゆる方法を試してもお酒はやめません（やめられない）。そして、やめさせようとする家族とやめない本人との争いが延々と続き、ますます飲酒問題はひどくなり、本人と家族との信頼関係もますます悪くなり家庭は崩壊してしまいます。

＜やめたい気持ちと、飲みたい気持ち＞

・長い間の多量の飲酒によってアルコール依存症という病気になった人は、そのまま飲酒を続けていると必ず何もかも失って死んでしまうという経過をたどります。それを防ぐにはお酒をやめることが1番良い方法です。お酒をやめればお酒による問題は無くなります。特に**依存症がひどくなった場合は断酒以外に生きていく方法はありません。**しかしお酒に問題が起きて来てひどくなって来たからといってお酒をやめようと決心して自ら治療を受けようとする人はあまりいません。でもほとんどの人はこのままではまずい、何とかしないと、とは思ってはいるのですが、病的な強い飲酒欲求があるためにお酒を飲みたいし否認という心理もあり本気でお酒をやめる決心がなかなかつかないのです。やめなければという気持ちと飲みたいという気持ちの両方があり揺れ動いています。時にお酒で大失敗してお酒を減らそうとしたり、やめようとしたりしたことは何度かあったのですがたが結局はうまく行かなかったのです。もうお酒はやめられないと断酒をあきらめてしまっている人もいます。

この依存症と言う病気は無知や否認、酔って覚えていないことも多く、そして強い飲酒欲求があり病識もないので自分からお酒をやめよう、治療を受けようとすることができないのです。たとえお酒をやめようと決心してやり始めても、自分でお酒をやめ続けることは非常に困難（やめようと思ってもやめられない病気）なのです。

タバコを吸っている人も同じです。出来ればタバコはやめた方がいい、やめたいとは思っていても、吸いたいし、やめる決心がなかな

163

かつかない。たとえやめようとして自分でやり始めてもなかなかうまくはいかないのです。有名な言葉で「禁煙なんか簡単だ。私は今までに何百回も禁煙に成功した」という話しがあるくらいです。

アルコール依存症は、たとえお酒をやめようと思っても自分ではやめられない病気です。お酒をやめようと思ってもやめられない病気にかかっているのに家族は「お酒をやめろ」と命令しているのです。出来ない事を本人に要求して、そして出来ないと意志が弱い、嘘つき、情けないなどと言って怒るのです。家族がお酒をやめさせようとしている間は、いくら頑張っても効果が無いばかりか、お互いの関係は悪くなり、病気はどんどんひどくなっていくだけです。

依存症は病気です。この病気には適切な治療方法があり、たとえ失敗してもあきらめずに治療を続けていれば断酒が続くようになるのです。では、家族が「病院に行って治療を受けなさい」と言えば、「はい」と言って本人が病院を受診して治療を受けるのでしょうか。

勉強が嫌いで全く勉強をしない子供に「しっかり勉強して一流の大学に入りなさい」と言えば、子供が「はい」と言って一生懸命勉強して大学に入るのでしょうか。もしそれが出来る可能性があるとしたら、本人が自らそうしようと決心した時だけです。

夫が「糖尿病や体が心配なので、もう少し食べる量を減らして体重を 10 kg 減らせ」とあなたに言ったら、あなたは「はい」と言って食事の量を減らしてすぐに 10 kg体重を落とすのでしょうか。たとえ「はい」と言って実行しはじめても、そんなにうまくいくわけがありません。夫が毎朝体重は減ったかと体重計を確認しに来て、減ってな

いと「またいっぱい食べた、意志が弱い、やせると言ったのに嘘つき」などと怒る。毎日毎日そういう事をされたらあなたはどう思いますか。この人は私の事を心配してくれているんだ、と夫に感謝してもっと頑張ろうと思いますか。いいえ、けんかになって仲が悪くなるだけです。要するに、夫はあなたを「太った人」から「痩せた人」に変えようとしているのです。なぜなら太っていることが悪いことで痩せた方が良いことだと思って、自分がやせろと指示していることが正しいと思っているからです。相手が間違っているから、正そうとしているのです。もっと言うと、あなたを自分の思う通りにコントロールしようとしているのです。

　同じようにアルコール依存症の家族は、本人を「お酒を飲む人」から「お酒を飲まない人に」に変えようとしていたのです。お酒を飲むのは悪いことで、飲まないようにすることは正しい事だと思っているからです。もっと言うと、自分の思う通りに相手をコントロールしようとしているのです。この、何か問題があった時に相手を変えて解決しようとする方法は、効果があまり無いばかりかかえってひどくなることが多いのです。基本的に、何か問題が起きた時は相手を変えて解決しようとするのではなく、自分を変えて対処するという方法の方がうまく行くのです。**自分が変われば相手も変わります。**

　　平安の祈り

　　　神様、私にお与えください

　　　変えられないものを受け入れる落ち着きを

変えられるものは変えていく勇気を
そして二つのものを見分ける賢さを

人は他人を自分の思う通りに変えることは出来ないのです。
他人と過去は変えられないのです。
変えられるのは自分と未来だけです。
自分が変わると相手も未来も変わります。

　家族がやることは、本人のお酒をやめさせることや病院を受診させることではありません。家族がまずやることは早く保健所や専門の医療機関に相談に行き、本人のためでなく、困っている家族自身のために治療に参加を始めることです。そして仲間の所（断酒会、AA、家族会などの自助グループ）に行くことです。家族自身がこのひどい状況から回復するために、もう少し楽に生活ができるようになるために、もっと効果のある、違った方法を学んでやってみたらどうでしょうか。家族が依存症という病気の勉強をしながら仲間の所へ行き、さらに専門の医療機関に受診して相談しながら、適切な対処方法を学び、それを実行するようになると、たとえ本人が今まで通りお酒を飲んで問題を起こしていても、それに巻き込まれずに家族はもっと楽に生活が出来るようになります。家族が少しでも楽に生活できるようになると、いつの間にか本人も治療に参加するようになるのです。

― 家族が変われば、家族と本人の関係が変わります。

　　　家族と本人の関係が変われば、本人も変わります。―

　酒害者本人は自助グループに参加したり治療を受けたりして断酒を始めるだけで、周囲の人や仲間からほめてもらえることがけっこうあります。配偶者や家族は今まで何年も家庭を守ろう、お酒をやめさせようと自分なりに必死になって頑張ってやってきたことには周囲からは何のねぎらいも慰めもなく、それどころか親戚や知り合いから、あなたと結婚するまではこんなにお酒を飲まなかった、とかあなたがしっかりしないから、優しくしないからお酒を飲むのだ、と逆に責められたりします。頑張って自助グループや家族会に参加を始めても周囲からは当たり前の事だと思われてほめてもらえることもあまりありません。

　家族は今まで大変な思いをしながら本当によく頑張りました。これからは自分自身の回復のために治療を受けてください。仲間の所に行って下さい。同じ思いをした、同じ体験をした仲間はあなたの苦労を、気持ちをわかってくれます。頑張りを、大変だったことを受け止めてくれます。自分だけではなかったということがわかります。そしてそこから回復している人に会えます。自分も回復出来るんだと分かります。

　一生懸命長い間頑張ってもうまくいかなかった。でもその長い間の頑張りや苦労が、家族が気づいて回復を始めるのには必要な時間だったのかもしれません（本人も同じことなのです）。これからはも

167

っと楽で効果のあるやり方、方法を学んでやってみたらどうでしょうか。

＜なぜお酒をやめないのか。なぜ治療を受けないのか＞

　本人は毎日好きなお酒を好きなだけ飲んでいるはずなのに、なぜ楽しそうではないのでしょうか。飲酒によって自分に悩みや苦しみをもたらし、家族や周囲にもひどい迷惑や問題を起こして、皆から非難され、お酒をやめろと言われているのにも係わらず、なぜお酒を飲み続けているのでしょうか。お酒をやめさえすればお酒によって起こっているほとんどの悩みや問題が無くなるのになぜお酒をやめないのでしょうか。

　依存症も中期を過ぎて重篤になるとお酒が好きで楽しくて飲んでいる人はいません。本当はもうお酒を飲みたくはないのです。お酒はやめたいのです。でも病気に飲まされて苦しんでいるのです。病気のために飲まずにいられないのです。依存症という病気による**病的な飲酒欲求（渇望）**、つまり意志の力では抑えられない程の強い飲酒欲求があるためにお酒をやめようとしてもやめられなくて苦しんでいるのです。

　依存症も中期の頃までは、お酒をやめなければいけない程ひどくない、まだ依存症にはなってない、などの否認も強いのです。また酔っている時の事はあまり覚えていないことが多く、人に指摘されても自分でやったという自覚がなく、酔ってそんなにひどい問題が起

きているという自覚が乏しいのです。そのため、お酒をやめなければいけない、とは思えないのです。しかし「ちょっと飲みすぎるだけ。そんなに大きな問題ではない。お酒をやめるほどひどくはない。アル中（依存症）にはなってない」と言っている人も、このままでいいと思っている人はいません。多くの人は心の底ではこのままではまずい、何とかしないと、とは思っています。その証拠に、今までに何度も量を減らそうとしたり、休肝日を作ろうとしたり、しばらくやめようとしたり、色々やったことがあるはずです。本当にお酒に何も問題が無い人はそんなことはしようとしません。このままではまずいと思って色々やってみたけれど結局はうまくいかなかったのです。

　長い年月お酒を飲み続けているため、お酒があるのが当たり前の生活で、お酒をやめるという事は思いもしない、お酒のない生活というものは考えたこともない。そのため飲み続ける人もいます。

　そしてお酒をやめると非常につらくて苦しい離脱症状が出現します。その苦しさを避けるため、またその苦しさを予防するためにもお酒を飲まずにはいられない人もいるのです。

　その他にも、お酒を大量に毎日長い年月飲んでいると、お酒が体に入っているときが普通の状態で、お酒が入ってないと元気が出ない、気分もよくない、体もだるくて動けないなどあり、それから抜け出すのにお酒が必要なのです。

　また今まで何度もお酒を減らそう、やめようと思ったが全て失敗した。お酒をやめられるなどとはとても思えない、とあきらめている人もいます。

アルコール依存症で色々な飲酒問題を起こしている人は、「やめたい気持ち」と「飲みたい気持ち」の両方があり、その間を揺れ動いています。飲酒して何かひどい失敗をした時などにこのままではまずいと、やめなければという気持ちが強くなり、少しお酒を減らしたりやめたりするのですが、しばらくするとすぐにまた飲みたい気持ちが強くなってお酒を飲んでしまうのです。

　同じように、太っている人も「痩せたい気持ち」と「食べたい気持ち」の両方があり、その間を揺れ動いています。そして、痩せたい気持ちが強くなった時は少し頑張って減量をするのですが、しばらくするとまた食べたい気持ちが強くなってきて大量に食べてしまい、またもとに戻って太ってしまうのです。こういう事のくり返しです。

　このように「病的飲酒欲求」、「病識が無い」、「否認」、「認知のゆがみ」などのためなかなか本気でお酒をやめようと決心できないのです。そして「家族の手助け（イネイブリング）」などがあるために、お酒をやめなくても何とか生きていけるのです。お酒を飲みながら生きていけるのなら、なかなかやめようとは決心できません。そのためアルコール依存症者は、家族や周囲の人が一生懸命に断酒や治療を勧めてもなかなか乗ってこないのです。

　家族も専門の医師でも本人のお酒をやめさせることは出来ません。誰も本人のお酒をやめさせることは出来ないのです。**お酒をやめることが出来るのは本人だけです。本人がやめようと決心して治療に乗った時だけ断酒が出来る**可能性が出てきます。お酒をやめる気もなく、病識もなく、治療を受ける気もない人がどうしたら断酒を決心

170

して治療を受ける様になるのでしょうか。本気でお酒をやめようと決心するその時がターニングポイントです。

では、一体いつになったら本人は本気でお酒をやめようと決心したり治療を受けようとするのでしょうか。

タバコの場合はどうでしょう。タバコを吸っている人は、心の底ではやめた方がよい、できればやめたい、とは思っているのです。そう思いながら吸っているのです。では本気でタバコをやめようと決心するのはどんなときでしょうか（出来る、出来ないは別にして）。命がかかった時はどうでしょう。肺がんが見つかって治療で完治して、今度タバコを吸ってがんが出来たら助かりませんよと言われたらどうですか。いくら何でも本気でタバコをやめようとするでしょう。あるいは、病院で軽い肺気腫の疑いと言われた。このままタバコを吸っていると肺気腫がひどくなって息が出来なくなってしまう、と気が付いたら本気でタバコをやめようとすると思います。あるいは、タバコを吸うと喘息発作が起きて、苦しくて死にそうになった。もうあんな苦しい思いはしたくない。だから本気でたばこをやめる決心をした。などがターニングポイントになるのではと思います。やめる決心をしたらすぐに専門病院に受診する人もいれば、自分でやめようとして始めても結局何度も失敗して、自分ではやめられなくてやっと専門の医療機関に受診する人もいます。

アルコール依存症でも「お酒をやめないとだめだ」と気がついて本気でやめる決心や治療を受ける決心をするターニングポイントがあると思います。

それは肝硬変がひどくお酒をやめないともうすぐ死ぬ、というような「**命がかかった時**」。

飲酒運転で逮捕された、仕事を解雇されそうになった時などお酒による深刻な問題が出て来て「**困った時**」。

このままではだめだ、本当にお酒をやめないとだめだ、と気づいて「**底をついた時**」。

家庭や仕事、人間関係、住まい、健康など何もかも失って生きる事も死ぬ事も出来なくなって、どうすることも出来なくなり、死にたくない、助けてくれ、と「**どん底になった時**」。

何度も何度もお酒をやめようとしても全て失敗して、もう自分の力ではお酒をやめられないと気づいて「**無力を認めた時**」には治療に助けを求めるようになるのではないでしょうか。

依存症も中期を過ぎると「このままではだめだ、どうしてもお酒をやめないとだめだ」と気づいて「底をつく」ことが必要と思います。なるべく早くどん底になる前に気づいて底をついた方がいいのです。

お酒をやめようと決心するターニングポイントは個人でそれぞれ違います。その人の生き方や考え方や状況によります。本当に何もかも失って生きることも死ぬことも出来なくなって、死にたくない、助けてくれと、「どん底」に落ちてやっと治療に乗って来る人もいれば、妻と子供が「お酒をやめないと出ていく」と言われて、家庭を失いそうになって、お酒をやめないとだめだと底をついてやめようと決心する人もいます。でも妻子が出て行ったら、これでやっと一人で好きなだけお酒が飲めるぞと思う人もいます。仕方なく自助グループに

参加していて気づく人もいれば、入院していた時に気づいたり、家族や子供、友人や知人の一言でお酒をやめないとだめだと気づいて底をつき、ターニングポイントになる事もあります。

　アルコール依存症の専門の医療機関に受診だけなら、アルコールによる身体の障害で内科等に受診や入院したような時に主治医にアルコール専門の病院に紹介状を書いてもらって受診を勧めてもらう、あるいは職場でアルコールの問題があった時に、業務命令で受診せざるを得なくなり受診する、というようなことがターニングポイントのチャンスになってもいいと思います。うまく行かなくても何度もそういう事を行うことで早く本人がお酒をやめないとだめだと気づいて、底をついてターニングポイントになる可能性もありますし、いざとなった時に治療を受けやすくなります。

　しかしお酒をやめようと決心した全ての人が治療を受ける様になるとは限りません。また治療を受け始めた人が断酒するのに必要な治療を全て行うわけでもありません。治療を受けるようになっても、月に1～2回の外来受診だけで断酒をしようとしている人もいます。依存症の初期までの人を除いて、外来受診だけで断酒が継続できることはほとんどありません。そして断酒を継続するのに必要な治療を受けるようになるのにもまた失敗して気づくまで時間が必要なのです。家族は適切な対応をしながら、本人が気づくまで見守るしかありません。

＜アルコール依存症の家族がすぐにすべきこと＞

　家族のやる事は、本人のお酒をやめさせようとすることではありません。本人がお酒を「飲む人」から「飲まない人」に変わるためには、まず家族自身が変わる必要があります。家族が本人のお酒を「やめさせようとする人」から「やめさせようとしない人」に代わる必要があります。家族が変わることで本人も変わるのです。家族が変わるということが、本人が治療に結び付く手助けをしていることになるのです。

　この依存症という病気は他の病気と違って本人が治療を受けていなくても、まず家族が専門のクリニックや病院を受診し治療を続け、仲間の所に行き続けているといつの間にか本人も治療を受けるようになるという不思議な病気なのです。

　家族は本人が病院へ行かないとだめだと思っているため、何とか本人を病院に連れて行こうとします。しかし家族が必死になって無理やり説得して本人を病院に連れて行っても病院はすぐには対応できません。当然受診する気がない人や治療を受ける気がない人を病院は診るわけにいきません。たとえ診察を受けたとしても本人は治療を受ける気がないのでその後受診を続ける様にはなりません。酔っている時はまともに会話も出来ず診察にならないので診られませんし、酔って粗暴な行動をしていれば病院に受診させるのではなく警察が対応するべきことです。家族が困って病院に連れて行ってもすぐに入院が出来るわけでもありません。家族が本人を病院に急に

連れて行っても病院側が出来る事はあまりないのです。出来る事は専門の病院やクリニックを紹介することぐらいです。

では一体家族はどうしたらいいのか。

家族はそうなる前に早く家族自身が専門のクリニックや病院を受診して相談すればいいのです。まず困っている家族が専門の医療機関を受診して自分が悩んでいることや困っていることなどを主治医と相談しながら治療を続けて下さい。そして治療を受けながら主治医と話し合って、こうなったらこうしましょうとか、今度こうなったら連れてきてくださいとか、こうなったら入院させましょうとか、アドバイスを受けながら前もって準備をしていればいざとなった時には病院も適切に対応できるため受診も入院もスムースにことが運びます。そして家族会などの自助グループの仲間の所へ行くことです。

まず最初に、困っている家族自身が専門の医療機関（病院、クリニック）に行って相談や診察を受けることが必要です。家族が動けば依存症の治療が動き始めます。

1、保健所、精神保健福祉センターや依存症を扱う民間施設などに相談に行き、専門の医療機関（病院、クリニック）を紹介してもらい、相談や受診に行く。

・まず最初に家族自身が依存症専門の病院やクリニックに相談や治療を受けに行きましょう。お酒の事はしばらく本人に任せて、家族が専門医療機関に通いましょう。

2、自助グループや家族会に参加する。

・この病気は大変手ごわい病気です。家族も一人ではこの病気とは戦えません。必ず仲間が必要です。同じ問題、悩みごとを抱えている人達の集まり（自助グループや家族会）に参加しましょう。そうすれば同じ悩みで苦しんでいる人やそこから回復した多くの家族の人達に出会えます。自分だけではないのだと気づきます。一緒に病気と戦ってくれる、支えてくれる仲間ができます。そして仲間が家族に安心や安らぎを与えてくれ、この病気は回復できるんだ、とわかります。希望が持てるようになります。そういう安心して居られる場所と仲間の中で家族も回復していけるのです。

3、アルコール依存症の正しい知識と理解を学びましょう。

・本やＤＶＤなどで勉強する。

・専門の医療機関（病院、クリニック等）や保健所、関連機関、自助グループ等の研修会、学習会や勉強会に参加する。

4、対応の仕方を学びましょう。

・専門の医療機関や民間施設の研修会や勉強会に参加して、家族はどうしたらいいのか学びましょう。

・アルコールや薬物の家族のための練習帳「ＣＲＡＦＴ」（クラフト）などをやっているところに参加をして、学び、練習し、適切な知識や対応が出来るようになりましょう。そうすることによって本人が早く気づいて底をついて治療に乗って来る様になるのです。

＜家族の対応＞

・本人のお酒をやめさせることは誰にも出来ないのです。出来ない事は出来ない。それが事実です。それに早く気付くことです。家族がどれだけ悩んで困って、何とかしないといけない、と思って一生懸命お酒をやめさせようとしてもほとんど無駄です。**お酒の問題は本人自身が何とかしようとしないかぎり、人はどうする事も出来ません。**どうしようもないこと、変えられないものは受け入れるしかありません。でも変えられるものは変えていく。変えられるもの、それは自分自身です。まず自分を変えていきましょう。

家族にはお酒をやめさせる力はありません。無力です。だから本人に任せるのです。
本人にはお酒をやめる力はありません。無力です。だから仲間に任せるのです。

家族の行うことは、お酒をやめさせようとすることではありません。家族がすることは
①相手を自分の思う通りにコントロールしようとすることをやめる。
　　お酒をやめさせようとすることはやめる。
　　お酒を飲む人から飲まない人に変えようとすることはやめる。

177

間違いを指摘して正そうとすることをやめる。

②イネイブリング（イネイブラー）をやめる。一人の大人の人間として対応する。

　本人のお酒に関する事は全て本人に任せていく。口を出さない、手を出さない。関わらない。

　家族がお酒に関わらない様にしていく行為は、状況を選んで前もってＩメッセージで本人に伝えた上で実行すること。そして出来ることから徐々に一つずつやっていく。出来ない事は言わない。言ったら必ず行う。やり方は「CRAFT」で勉強したり、主治医と相談しながらやっていく。

　お酒をやめさせようとする行為やイネイブリング行為が依存症にまでなってしまっていれば、そこから回復するためには、依存症の本人がお酒をやめるための治療を受けるのと同じように家族も治療を受け仲間の所へ行く必要があります。

・お酒のことで本人に手を出していい時、関わってもいい時は、大きな事件が起きそうな時や本人の命にかかわりそうな時だけです。特にお酒を飲んでばかりいて、きちんとした食事をあまり取っていない時に少し弱ってきたと思えるような時は早めに「体が心配なので内科に一度受診しましょう」と誘ってください。特に栄養不足によるビタミンの不足や電解質の異常は深刻な脳や心臓の障害をもたらします。早めにアルコール依存症の専門医

療機関に相談や内科に受診、入院を考えて下さい。

・お酒を飲む、飲まないは本人に任せる。

・飲酒の手助けもしない。お酒を買ってきたり、飲酒の用意や準備をしたりすることはしない。

・飲酒して起こした問題や失敗は出来るだけ本人に責任を取ってもらう。罰があるなら本人に罰を受けてもらう。Ｉメッセージを使って前もって本人に伝えて実行する。

・粗暴な行為がある場合は、お酒を飲んでいる時は関わらない。近づかない、距離を取る、離れる。逃げる。会わない。警察を呼ぶ。暴力に対する方法などは CRAFT などで学んで、保健所や役所、警察、アルコール専門医療機関に前もって相談に行ってください。

　　例）お酒を飲んでひどくなっていくあなたを見るのはつらい。だからこれからはお酒を飲む手伝いはしません。お酒に関することは全て自分でやってください。

　　つまみやお酒の準備など、お酒に関する手伝いはしない。

　　二日酔いで会社を休む言い訳の電話を家族はしない。

　　酔って壊したものをかたづけない。

　　泥酔して玄関で寝てしまった本人をベッドまで運ばないでそのままにしておく。寒い時期なら凍死しないように毛布を掛けるなり寒さ対策を。

③Ｉメッセージ（アイメッセージ）を使って自分の気持ちを伝える

179

・間違いを指摘して正そうとするような、相手を自分の思う通りにコントロールしようとする注意や指示、命令などではなく、**私（I）を主語にした言い方**で自分の気持ちや思いを本人に伝えることです。

　　例）**私は**、あなたがお酒を飲んでひどくなっていくのが心配なのでお酒をやめて欲しいと思っている。でもどうするかはあなたが決めることです。

　　例）**私は**、あなたがお酒を飲んでいるのを見ると悲しくて、気持ちが沈む。でも飲んでないあなたは優しくて好きです。

　　例）**私は**、昔の様にお酒を飲まずに、家族みんなで旅行や遊びに行きたい。など。

・**相手の間違いを指摘して正そうとするような行為**は、結局自分の思う通りに相手を変えようとコントロールしようとしているということです。自分の考えを相手に押し付けたり強要したりしているということです。人は人、自分は自分ときちんと適切な距離を持って接していないのです。相手の領域を犯していることなのです。

　　自分が正しくて相手が間違えているので、間違いを正すために相手を自分の思う様にコントロール（指示・命令）してもいい、と思っているのです。あるいは**相手が自分より下だから、自分の思う通りに相手をコントロール（指示・命令）してもいい**、と思っているのです。そして相手をコントロールしようとすると、相手の心には反発や抵抗、拒否、屈辱、怒りしか湧いて

きません。暴力を引き出すこともあります。その結果お互いの信頼関係も崩れてしまい、関係も状況も悪くなるばかりです。相手を自分の思う通りに変えようとする行為をやめてIメッセージを使うことです。

Iメッセージは、自分の気持ちを相手に伝えるということです。そのことについては、私はこう思っている、こう感じている、こう考えている、と相手に伝えることです。それに相手がどう思うか、どう感じるか、どう反応するかは相手の自由ということであり、相手の考えや気持ちを否定していないということです。自分の考えを相手に押し付けたり強要したりしていない。相手を自分の思う通りに変えよう、コントロールしようとしていない。相手を一個の対等の大人の人間として対応している。相手の領域を犯していない。ということです

そして、相手に自分の気持ちを伝えるということは、相手に反発や拒否や、怒りをもたらせるのではなく、相手への理解をもたらせるということでもあります。それを続けることによって家族と本人との関係が修復されてお互い対立することもなくなり、私たちはあなたの味方であり、あなたがよくなるために手助けをしているのだということをだんだん分かってもらえるようになるのです。そうすれば以前の信頼関係が少しずつ取り戻せるようになるのです。信頼関係が取り戻せるようになれば家族の言葉も本人に伝わりやすくなるのです。これがIメッセージを使うということです。

そして「イネイブリングをやめる」ということは、自分のことは自分でやる。自分がやった結果は自分で責任を取ってもらうということです。これは大人としての当然の行為です。そうすることで**家族は本人の酔ってしでかしたことに巻き込まれないですむようになるのです。**巻き込まれなくなれば家族はもっと楽に生活できるようになります。そうなると今度は本人が自分の事や自分のしでかした飲酒問題などに直面して、その対処を自分でせざるを得なくなります。そういうことを続けることで徐々に自分がどれだけ多くの人に迷惑をかけたのか、どれだけの世話をしてもらっていたのか気づくようになり、自分が飲酒して起こした問題行動や酔ってのひどい状態の自覚と反省が生まれ、今まで起きたひどい事はすべてお酒が原因だと認識ができるようになります。それが積み重なって病識も生まれてくるのです。病識が生まれてくれば病気を治そう、治療を受けようという意思も出てきます。

　家族のすることは、本人のお酒をやめさせる事ではありません。家族ができることは、結果的に、本人が気が付いて自ら「お酒をやめよう、治療を受けよう」と思う様になるような対応をすることです。そのために一番必要でかつ効果のある方法が、**家族や周囲の人の「Ｉメッセージを使う」と「イネイブラーをやめる」という二つの行動です。**

　日頃からいつもこの二つのことを意識して徹底して行うことです。そしてこれがなかなかお酒をやめようとしない本人に対

する最高の治療行為になるのです

＜この、間違いを指摘して正そうとする、つまり相手を自分の思う通りにコントロールしようとする人間関係の持ち方（結局は相手を支配しようとしていることです）は、依存症だけでなく、私たちの日常生活における夫婦、親子、友人、仕事などあらゆる人間関係のトラブルや問題を引き起こしている原因の多くを占めます。間違いを指摘して正そうとする行為を、Ⅰメッセージに変えるだけで人間関係の悩みやトラブルが少なくなって、もっと楽に生活でき、楽に生きられるようになります。自分が変われば相手も変わります＞

④家族が治療に参加し指導を受けて、イネイブリングをやめたり新しい生き方をするようになると出てくる問題もあります。
・家族自身が不安になる。
　初めてやることなのでなかなかうまく出来ないし自信もなく、本当にこれでいいのだろうか、と不安になってしまう。
・家族がネイブリングをやめたり今までとは違う対応を始めると、今度は本人がお酒のことで大変になるために、家族を脅したりなだめすかしたりして前のやり方に戻そうとします。それがうまく行かないと機嫌が悪くなったり粗暴な言動や行動が出ることもあります。
・周囲から見れば家族の行動は冷たい仕打ちに見えて、非難されたりする。

家族の両親や兄弟、親戚、知人などから急に的外れな意見や文句が出てくることがあります。結婚する前はあんなに飲まなかったとか、お酒の管理を妻がしっかりしないからだとか、もっと優しくしてあげればとか、しっかり話を聞いてあげればそんなにお酒は飲まない、などと家族が悪いという様な、間違いを指摘してそれを正そうとする行動を、周囲の人が家族にしてくることがあります。

・上記のような問題などが起こってくると、家族は自分がやっていることに自信が無くなったり不安になったりします。でも家族会に参加したり治療を受けて学習していると、自分がやっていることは正しいことなんだと仲間や医者が認めてくれ、そして支えてくれます。そうすればだんだんと自信をもって新しい適切な対応ができるようになってきます。

⑤本人のやった事や言った事に、**感情的になってすぐに反応しないこと。**

　お酒を飲んでいる時やお酒をやめたばかりのころは精神的にも不安定でやっていることも言っていることも自分勝手でいい加減です。それは病気が言わせていることで、そして病気がやらせていることです。本人の言ったりやったりするひどい言動に、反射的に反応して腹を立てたりしないで冷静に対応をすることです。同じようなことは必ず何度も起こるので、Ｉメッセージをする事とイネイブリングをやめることを基本に、前もって対応の仕方をじっくり考えて準備しておくことが必要です。そして

同じことが起こった時にそれを実行することです。

⑥本人に専門病院の受診を勧める。

　ターニングポイントを体験して本気に断酒を決心したからと言って全ての人が治療に結び付くとは限りませんが、治療をすすめるチャンスです。そういうチャンスを逃さず治療に誘ってみて下さい。指示や命令ではなく、Ⅰメッセージを使って「(私は)あなたの事が心配なので、一緒に病院に**相談に行きませんか**」と優しく誘ってみて下さい。一回でうまく行かなくても何度でもチャンスは来ます。その都度誘ってみて下さい。本人が誘いに応じた時にすぐに受診もしくは入院でもできるように、家族は前もって医師に相談して話し合っておかなければいけません。そのためにも家族が早い時期から専門病院を受診して主治医の診察とアドバイスを受けながら本人の受診の準備をしておく必要があります。

⑦**余った時間を自分の好きなことに使う。**

　本人のお酒に関することは本人に任せて家族が関わらなくなると、今まで関わっていた時間が空きます。その時間を家族や友達と遊びに行く、食事に行く、映画を見に行く、旅行に行くなど、自分のために時間を使って楽しんでください。家族が少しでも楽しそうに生活しているとそれが本人にも良い影響を与えるのです。

⑧スリップ(再飲酒)と再発

　本人が断酒の治療を受け始めてお酒をやめていたからといっ

て、そのまま断酒がずっと続くことはあまり多くはありません。たとえ適切な治療を受けていてもスリップ（再飲酒）することはよくあります。再飲酒だけでは済まずにそのまま飲酒が続いて前と同じ様にひどい飲酒問題を起こすようになって再発もみられます。ましてや最初から断酒に必要ないくつかの治療に乗ることはあまり多くなく、今はお酒はやめられているので薬は必要ないとか自助グループはまだ出なくてもいい、２週間に１回の外来受診だけでやってみる、と言って治療を続けている人も結構います。

　でもしばらくはうまく行っていても、外来診療だけで断酒が続く可能性は高くありませんが、でもこれは本人が何回か失敗して気がつくまで待つしかありません。失敗しないとなかなか気づかないのです。それからやっと色々な治療に参加するようになり、だんだん断酒が継続できるようになるのです。本人が断酒の治療を受け始めたらお酒に関することは本人に任せて、失敗しても一喜一憂しないで黙って見守ってあげる事です。もし本人がスリップしたことを正直に話すようになれば、それは回復して来ている証拠です。失敗したことを一緒に残念がってあげてください。そして頑張ってお酒をやめていたことをほめてあげてください。「よく頑張ったね。またやればいいよ」と。もしスリップしたことを隠していたり、隠れてお酒を飲んでいても、それを指摘して正そうとしないで下さい。黙って見守ってあげてください。

本人と同じように家族もスリップや再発をします。家族も何度スリップしようと、家族は自分自身の回復のためにもお酒をやめようと頑張っている本人のためにも家族自身の治療を続ける事と仲間の所へ行く事が必要です。

　家族の最終目的は、本人がお酒をやめることではありません。もちろん本人がお酒をやめればそれに越したことはありませんが、お酒の事は本人の問題です。家族の問題ではありません。家族には家族の問題があります。本人と同じように家族も自分自身の問題に気づき、そこから回復していく事が必要です。そうすればたとえ今まで通り本人がお酒を飲んで問題を起こしていたとしても、本人の飲酒行動に巻き込まれずに家族自身の納得できる充実した生活や生き方が出来るようになることなのです。

＜飲酒運転について＞

　飲酒運転は、事故を起こして自分自身や他人を傷つけたり取り返しのつかない事になる可能性が高くなります。飲酒運転をした本人だけでなく本人の家族や周囲、そして相手の家族などにも深刻な影響を与える事があるため、絶対にしてはいけない犯罪行為です。
　家族が、飲酒運転をやめるように言っても言う事を聞かない、止めようとしても止められない、からと言って飲酒運転を見のがしていてはいけません。家族には出来ることがあります。

まず、

1、本人が飲酒運転をしているようなら、状況を選んで本人に伝える。

  1) 伝えてはいけない状況・時

    ・お酒を飲みたくなっている時

    ・お酒を飲んでいる時、酔っている時。

    ・２日酔いなどで体調が悪い時や離脱症状が出ている時。

    ・飲酒問題が無くて、調子が良くご機嫌な時

  2) 伝えてもいい状況・時：

    ・基本的にお酒を飲んでない時、酔っていない時。しらふの時。

    ・飲酒して問題を起こした後に反省、後悔している時

    ・本人が時間の余裕があって、落ち着いて、おとなしい時

  3) 伝える内容

    ・「(私は)、事故や人を轢いたりして取り返しがつかないことになったら大変なので、飲酒運転はやめてほしい (と思っている)」という事を伝える。(Ⅰメッセージ)

    ①話し合って、**本人の納得の上**、確実に運転できないようにする。

      本人の了解の上、車のカギを預かって運転できないようにする。車を売却するなど。

      本人が納得しなかったら

    ②「(私は) 今後飲酒運転をしていると判断したら、警察に相談に行きます」という事を伝える。

2、それでも飲酒運転をしていると判断したときは

・近くの警察に相談に行く。

相談に行って、「飲酒運転を止めようとしても止められない

ので、どうしたらいいでしょうか」と相談する。

最終的には、「もし飲酒運転をしたと判断した時は警察に連

絡するので、保護してほしい」という結論にする。警察が他

の指示をしたときはそれに従う。

・警察に相談に行った後に、本人に「（私は）、あなたの飲酒運

転が心配なので、この前警察に相談に行ってきました。その

結果、お酒を飲んで運転したと判断したときは警察に通報

してください、と言われました。これからは飲酒運転をして

いると判断したときは警察に通報します」という事を伝え

る。

・もし、その後も飲酒運転をしていると判断したときは、警察

に連絡して対処してもらう。

・・・・・・・・・・・・・・・・・・・・・・・・・・・・・

資料 I 　「アルコール　スクリーニングテスト」

　お酒の問題がどの程度なのか、自分で確認する検査があります。よく行われているのは CAGE と AUDIT と言う検査です。

1、CAGE（ケージ）

　　C：Cut down

　　　今までに飲酒を減らさなければいけないと思ったことがありますか。

　　A：Annoyed by criticism

　　　今までに飲酒を批判されて、腹が立ったり苛立ったことがありますか。

　　G：Guilty feeling

　　　今までに飲酒に後ろめたい気持ちや罪悪感を持ったことがありますか。

　　E：Eye-opener

　　　今までに朝酒や迎え酒を飲んだことがありますか。

　→2項目以上当てはまるときは、依存症が疑われます。すぐに専門医療機関に相談に行きましょう。

2、AUDIT（オーディット）Alcohol Use Disorder Identification

Test

1、あなたはアルコール含有飲料をどのくらいの頻度で飲みますか。

　0点：飲まない

　1点：1カ月に1度以下

　2点：1カ月に2〜4度

　3点：1週間に2〜3度

　4点：1週間に4度以上

2、飲酒するときは通常どのくらいの量を飲みますか。（資料Ⅶ参照）

　0点：1〜2単位

　1点：3〜4単位

　2点：5〜6単位

　3点：7〜8単位

　4点：10単位以上

3、1度に6単位以上飲酒することがどのくらいの頻度でありますか。

　0点：ない

　1点：1カ月に1度未満

　2点：1カ月に1度

　3点：1週間に1度

　4点：毎日、あるいはほとんど毎日

⇒3番までの質問で、男性4点、女性3点以下の方は問題ありません。これで終了です（AUDIT‐C）。

男性は5点以上、女性は4点以上の方は続けて下さい。

4、過去1年間に、飲み始めると止められなかったことが、どのくらいの頻度でありましたか。

0点：ない

1点：1カ月に1度未満

2点：1カ月に1度

3点：1週間に1度

4点：毎日、あるいはほとんど毎日

5、過去1年間に、普通だと行えることを飲酒していたために出来なかったことが、どのくらいの頻度でありましたか。

0点：ない

1点：1カ月に1度未満

2点：1カ月に1回

3点：1週間に1度

4点：毎日、あるいはほとんど毎日

6、過去1年間に、深酒の後体調を整えるために、朝の迎え酒をせねばならなかったことが、どのくらいに頻度でありましたか。

0点：ない

1点：1カ月に1度未満

２点：１カ月に１度

３点：１週間に１度

４点：毎日、あるいはほとんど毎日

7、過去１年間に、飲酒後罪悪感や自責の念にかられたことが、どのくらいの頻度でありましたか。

０点：ない

１点：１カ月に１度未満

２点：１カ月に１度

３点：１週間に１度

４点：毎日、あるいはほとんど毎日

8、過去１年間に、飲酒のために前夜の出来事を思い出せなかったことがどのくらいの頻度でありましたか。

０点：ない

１点：１カ月に１度未満

２点：１カ月に１度

３点：１週間に１度

４点：毎日、あるいはほとんど毎日

9、あなたは飲酒のために、あなた自身が他の誰かが怪我をしたことがありますか。

０点：ない

２点：あるが、過去１年間にはない

３点：過去１年間にあり

10、肉親や親戚、友人、医師、あるいはほかの健康管理に携わる

人が、あなたの飲酒について心配したり、飲酒量を減らすように勧めたりしたことがありますか。

0点：ない

2点：あるが、過去1年間にはない

4点：過去1年間にあり

⇒0～7点：問題飲酒ではないと思われます。

アルコールの量が増えないように、このままの飲酒を続けても大丈夫です。

8～20点：問題飲酒ではあるが、依存症までは至ってない。（8～14点で判断することもあり）。

今のままの飲み方では依存症になる可能性があります。お酒の量や回数を減らしてみてください。そのために専門の医療機関に相談に行って今後の飲み方を話し合ってください。

21～40点：依存症が疑われます。（15～40点で判断することもあり）

断酒をお勧めします。すぐに専門の医療機関に相談に行き診察を受けて下さい。その後の飲酒をどうするか主治医と相談してください。

資料Ⅱ 「DSM‐5」によるアルコール使用障害（依存症）診断基準

「DSM-5 による使用障害の診断基準」

12 か月の期間内に以下の 11 項目中 2 項目以上で診断

1、当初の思惑よりも摂取量が増えたり長時間使用したりする。

2、物質の中止や減量の持続的な欲求または努力の失敗がある。

3、物質の使用に関連した活動に費やす時間が増える。

4、物質に対する渇望、強い欲求、衝動がある。

5、物質の使用により社会的役割が果たせない。

6、社会・対人関係の問題が生じていても飲酒する。

7、物質の使用のため重要な社会活動を犠牲にする。

8、身体的に危険のある状況で物質使用を繰り返す。

9、心身に問題が生じていても物質使用を続ける。

10、耐性：反復使用による効果の減弱または使用量の増加。

11、離脱：中止や減量による離脱症状の出現。

＜重症度＞ 軽度：2〜3 項目、 中等度：4〜5 項目、 重度：6 項目以上。

196

資料Ⅲ 「アルコールによる酔いの深度について」

酔いの深さの段階

第0段階　酔い（－）：飲み物として美味しい。食べ物がよりおいしく食べられる。食欲が出る、増す。

第1段階　酔い（＋）：精神的、身体的緊張やストレスなどの解消。

第2段階　　〃　　：気分の高揚。楽しい、うれしい。

第3段階　　〃　　：マイナスの気分や感情、不安などの解消。体や心の痛みの解消。

第4段階　　〃　　：自己コントロールからの解放。自己中心的。自分勝手。

第5段階　　〃　　：自我の拡大。唯我独尊。

第6段階　　〃　　：多幸感、陶酔感を得る。

第7段階　　〃　　：泥酔。意識喪失。

　あなたはどの段階までの酔いを求めて飲酒をしていますか。段階が深くなればなるほど依存度は重度になります。

資料Ⅳ　「アルコール関連問題・障害」

1、不適切な使用、乱用

　①使用自体が不適切：20歳以下の使用、飲んではいけないときの使用(運転中、仕事中、妊娠中等)

　②使用方法が不適切：一気飲み等

　③習慣的な大量飲酒

　④正常な行動が取れないほどの酩酊の飲酒

2、短期使用で起こる障害

　①身体障害

　　1)　胃腸障害等

　　2)　アルコール不耐症：飲酒すると異常な身体反応を起こすもの。いわゆるお酒が飲めない人。

　　3)　急性アルコール中毒：短時間で大量飲酒したためによる意識障害を伴う重篤なもの

　②精神障害：酩酊

　　1)　普通酩酊(単純酩酊)：普通の酔い。

　　2)　異常酩酊：通常の酩酊とは著しく異なる酩酊状態で、飲酒量と相関しない。

　　ⅰ)　複雑酩酊：量的な異常。いわゆる酒癖が悪い、酒乱。大体の状況は覚えている。

ⅱ）病的酩酊：質的な異常が起こるもの。幻覚・妄想や意識障害が出現。何も覚えてない。

　　　・せん妄型

　　　・もうろう型

3、長期に使用していると起こる障害

　①個人的問題、障害

　1、身体障害：胃腸障害、肝障害、糖尿病、癌など

　2、精神障害：睡眠障害、認知症、うつ状態（うつ病）、アルコール幻覚症・妄想など

　3、依存症（嗜癖、使用障害、コントロール障害、制御障害、抑制障害）

　1）飲むか飲まないかのコントロールができなくなる。

　　　飲みたくなったら飲んでしまう。

　2）量のコントロールができなくなる。

　　　1杯飲むともっと飲みたくなる。飲めるだけ飲んでしまう。

　　　＊1）＋2）の重症例＝連続飲酒

　4、耐性：以前より大量に飲めるようになる。

　5、離脱症候群

　1）前期離脱

　　　身体症状：自律神経症状（手指振戦、発汗等）、嘔吐など

　　　精神症状：焦燥感、幻聴、てんかん様けいれん発作（アルコールてんかん）等

2) 後期離脱：振戦せん妄

　　身体症状：自律神経症状（全身粗大振戦、発汗等）

　　精神症状：幻覚（幻視等）、妄想、見当識障害、不穏等

②家庭的問題、障害：離婚等

③社会的問題、障害：失職等、

資料Ⅴ　「否認」

1、否認の行動：初期から中等度の依存症者によく見られる。重度になると否認しようにも否認しきれなくなります。また否認するどころの話ではなくなります。

　①嘘をつく。お酒を飲んだ時間や量、回数を少なく言う。飲んでいても飲んでいないと主張する。

　②飲酒していることを隠す。隠れて飲酒する。

　③お酒や飲酒の話を避ける、話さない。

　④家族や周囲のお酒の注意や意見に耳を貸さない。

　⑤理由をつけて家族や知人を医療関係者や主治医に合わせない。

　⑥理由をつけて検査を受けない。

　⑦健康診断の前はしばらくお酒を控える。

　⑧医師が説明したことや検査結果などの都合の悪い事は家族に話さない。

　⑨医師の話した自分に都合の悪い事には耳を貸さない。

2、否認の種類

　①完全な否認

　　お酒には何も問題はない。お酒で人に迷惑をかけたことはない。

　②過少化しての否認

たまたま飲み過ぎただけで、大したことではない。みんな大げさ。

③比較しての否認

私よりもっと飲んでいる人はいっぱいいる。私がアル中ならみんなアル中だ。

④すり替えによる否認

飲み代を借りているのはたまたまお金が足りなかっただけ、今度返すので問題ない。胃潰瘍も仕事のストレスでなった、内科に行っているので問題ない。

⑤責任転嫁による否認

仕事を解雇されたのは不景気でリストラされた。離婚したのは妻が原因。お酒は関係ない。

⑥一般化しての否認

お酒は百薬の長、適度のお酒は健康にいい。

⑦正当化しての否認

大人がお酒を飲むのは当たり前の事、悪い事ではない。

⑧言い訳や理由付けしての否認

好きだから飲んでいる。ストレス解消には一番いい。仕事の付き合いにはお酒は必要。妻がうるさいのでお酒を飲んだ。

⑨開き直り、居直りによる否認

自分の金でお酒を飲んで何が悪い、自分の勝手だ。お酒をやめたら何の楽しみもない、好きな酒ぐらい飲ましてくれ。飲んで死んだら本望だ。

3、否認の原因

①お酒をやめる事への抵抗

お酒が飲みたい、やめたくない。飲酒問題や依存症であること
を認めるとお酒をやめなくてはいけなくなるので否認する。

②無知、誤解、偏見

依存症は普通の人はならない。性格に問題がある人、意志の弱
くてやめられない人。仕事もしないで昼間から酔っぱらって
いる人。酔って暴れる人。

③プライド

私は勉強も出来た、仕事も出来た、人には負けてない。アル中
になる様な人間ではない。

④自己中心性

私は正しい、相手が間違えている。人の話を受け入れない。聞
く耳を持たない。

⑤酔って覚えてない。ブラックアウトが出現

酔って覚えていないため、飲酒問題を認めない、受け入れな
い。

⑥お酒による脳への影響による理解や認知能力の低下。

脳萎縮やあ脳神経への影響で記憶や判断力の低下がある。

⑦お酒をやめることやしらふの生活に不安や恐怖を感じている。

何十年も毎日お酒を飲んで生活していたので、やめたらどう
なるのか、お酒のない生活は考えられない。

⑧離脱症状への恐怖

203

依存症を認めるとお酒をやめなければならない。お酒をやめると離脱が出るので、それが怖くて否認する。

⑨治療への抵抗、精神科への偏見。

精神科への不安、恐怖。精神科だけは行きたくない。受診したら無理やり入院させられて、ひどい扱いをされ一生出られない。

⑩家族への恨みや怒り、抵抗。

自分を非難したり攻撃したり、居なくなってほしい、死んでほしいと思っている様な人の言うことは聞きたくない。お酒やたばこ、お金や車などすべてを取り上げようとする家族への恨みや怒り、そんな家族のためにお酒をやめるようなことはしたくない。

⑪家族のイネイブリング

家族のイネイブリングのため本人はあまり困らなくて、お酒をやめる必要性を感じない。

⑫家族の否認

依存症にはなってない、ただ飲み過ぎただけ、酒癖が悪いだけ。

4、主な否認と経過

①飲酒している時期の否認

・何も問題ない。

すべてを否認する、何も困っていることはない、どこも悪いところはない、仕事も家庭も問題ない、と全て否認する。

・問題はあるがお酒とは関係ない。

仕事を解雇されたことも、離婚になったこともお酒と関係
ない。不景気でリストラされた。妻が原因で離婚した。

・お酒を飲むのはちゃんと理由がある。

仕事のストレスがひどくてその解消に飲んだだけ。仕事の
付き合いでお酒を飲まないわけにはいかない。眠れないの
でお酒を飲んだ、眠られればお酒は必要ない。

・お酒をやめなければいけない程ひどくはない。

飲み過ぎただけ、そんなにひどくない。酒飲みなら時々誰で
もある事。そんなに大したことではない。みんな大げさ。

・アルコール依存症ではない。まだ依存症になってない。

依存症は仕事もしないで昼間からお酒を飲んで酔っている
やつ、自分は仕事もしている、あんな奴と一緒にしないでく
れ、依存症とは自分よりひどい人の事。

②断酒を開始してから出てくる否認

・外来受診や自助グループに行く必要はもうない。

お酒はもう３カ月も飲んでない。意外と簡単にやめられた。
自分はもうお酒をやめる決心をしたので飲むつもりもない、
飲みたいとも思わない。この前、飲み会に出てもウーロン茶
を飲んで帰ってきた。このまま自分でやめていく。治療はも
う必要ない。

・お酒を飲んでいないのでもう何も問題はない。

お酒を飲んでいないのでお酒の問題は何も起こらないが、

仕事場や家庭での不満や文句、トラブルが多くて人間関係や家族関係がなかなかうまく行ってない。

資料Ⅵ　「アルコール依存症関連問題・障害」

＜個人的問題・障害＞

1、問題行動

　　二日酔い：朝起きられない、日中臥床傾向、家族との生活上の
　　　　　　　約束が守れない、仕事を遅刻や欠勤等

　　逸脱行為：大声、多弁、買い物(大量、高価、不必要な物)、飲
　　　　　　　食(大量、高価)、性的行動等

　　粗暴行為：迷惑行為、粗暴な言動、からむ、言い争い、口げん
　　　　　　　か、けんか、暴力、傷害、DV、虐待等

　　犯罪行為：無銭飲食、飲酒運転と交通事故、窃盗、強盗、わい
　　　　　　　せつ行為、殺人等

　　逃　　　避：飲酒以外何もしない、家に帰らない、遁走等

　　鎮　　　静：寝てしまう。日中の傾眠や居眠り、泥酔(乗り越し、
　　　　　　　盗難等)等

2、身体的障害・問題

　　受　　　傷：転倒、転落、落下、被事故等

　　臓器障害：消化器障害、肝障害、すい臓障害、循環器障害、血
　　　　　　　管障害等

　　脳 障 害：脳萎縮、ペラグラ脳症、ウェルニッケ-コルサコフ

症候群、小脳変性症等

　神経障害：アルコール性ニューロパチー、多発神経炎等

　筋　障　害：アルコール性ミオパチー等

　歩行障害：アルコールによる神経障害、筋障害、脳神経障害、
　　　　　　脳血管障害等による。車いすを使用。

　衰　　　弱：寝たきり、立てない、動けない、尿便失禁等

　意識障害：　泥酔、昏睡

3、精神科的障害・問題

　依　存　症：嗜癖、使用障害、コントロール障害

　幻覚妄想：アルコール幻覚症（幻覚、妄想）、嫉妬妄想（配偶
　　　　　　者に対する異常行動）

　抑　う　つ：うつ状態惹起、うつ病の悪化や発症、希死念慮

　記憶障害：泥酔して覚えてない、ブラックアウト。

　認知障害：アルコールによる認知障害

　睡眠障害：お酒を飲まないと眠れない、早く目が覚める、熟眠
　　　　　　できない、離脱による不眠等。

　感情障害：不安、気分不安定

4、離脱症候群

　身体症状：嘔気・嘔吐、振戦、発汗(寝汗等)、倦怠感、その他

　精神症状：焦燥感(イライラ)、意欲低下、不安、不眠、ケイレ
　　　　　　ン発作（意識喪失発作）、幻覚、妄想等。

5、人間関係の変化：孤独、孤立。

　周囲から普通の知人や友達が居なくなる。家族も離婚してい

なくなる。

相手にしてくれる人がいなくなる。話をする人がいなくなる。

行くところも無くなる。

6、普通の日常生活の破綻、崩壊

規則正しい生活ができない。昼夜逆転。

やることがなくなる。

7、プライドや生きがいの喪失

自分はもうどうしようもない人間、ダメな人間

無為な生活：お酒を飲む以外何もしない、

あきらめ、捨て鉢な生き方：もうどーなってもいい、生きてい

てもしょうがない等

8、考え方、生き方の偏り

価値観の変化、偏り。自己中心的考え方や生き方。お酒中心の

考え方など。

9、感情の変化、障害

適切な感情の感じ方や表出などの変化、障害

＜家庭の問題＞：家庭生活の崩壊

1、経済的問題：酒代、借金、経済的困窮

2、周囲・環境の問題：住む処も安いところ、環境のひどいところ

になっていく。

3、家族関係の問題：夫婦・親子・兄弟・親戚関係などの悪化、別

居、離婚等

4、ＤＶ（家庭内暴力）：配偶者、家族への暴力。家族が苦悩、恐怖、不安、疲弊してしまう。

5、子供への影響：虐待、子供への暴力、ネグレクト、愛着障害、ACOA、PTSD、複雑性 PTSD、ヤングケアラー等。

6、子供の問題：不登校、閉じこもり、非行、家出、家庭内暴力、薬物依存等

7、役割の変化：本来はすべきことではない他の家族の役割も担う。

＜社会的な問題＞：社会生活の崩壊

1、仕事関係：失職、転職、無職

2、人間関係の悪化

　　知人、友人、隣近所の関係悪化。職場の人間関係の悪化。孤立。

3、社会的信用の喪失。

4、警察、福祉、役所、病院などの世話になる。

＜生命の問題＞

1、凍死、窒息死、衰弱死、急性中毒死、病死、突然死、事故死、被殺人等

2、自殺：アルコール、精神障害、社会的問題などが重なると高い

引き金になる。

①アルコール：自殺企図時飲酒している。

　・素面の時は死ぬ勇気が出ないが、酔った勢いで自殺企図。

　・衝動性・攻撃性の亢進。酔って衝動的に自殺企図。自分への
　　攻撃性が高まり自殺企図。

　・長期の飲酒→うつ状態、うつ病等→希死念慮→飲酒→自殺
　　企図

②精神障害：何らかの精神疾患にかかっている。

　・うつ状態、うつ病、統合失調症、神経症(不安障害など)、発
　　達障害等

③社会的問題：借金など社会的問題を抱えている。

　・離婚、失職、借金等

資料Ⅶ　「アルコールの量の単位」

・アルコールの１単位　＝　１ドリンク　＝　純アルコール１０ｇ

１、ビール、発泡酒等：アルコール濃度　５％

種類	量	単位（ドリンク）	純アルコール量
中瓶	５００ml	２単位	２０ｇ
大瓶	６３３ml	２，５単位	２５ｇ
缶ビール	３５０ml	１，５単位	１５ｇ
ロング缶	５００ml	２単位	２０ｇ
中ジョッキ	３２０ml	１，３単位	１３ｇ
大ジョッキ	６００ml	２，４単位	２４ｇ

２、日本酒：アルコール濃度１５％

種類	量	単位	純アルコール量
１合	１８０ml	２，２単位	２２ｇ
２合	３６０ml	４，４単位	４４ｇ
３合	５４０ml	６，６単位	６６ｇ
４合	７２０ml	８，８単位	８８ｇ
５合	９００ml	１１単位	１１０ｇ
１升	１，８L	２２単位	２２０ｇ

３、ワイン：アルコール濃度１２％

　ワイングラス１杯　　１２０ml　　１，２単位　　１２g

　ハーフボトル　　　　３７５ml　　３，７単位　　３７g

　ボトル１本　　　　　７５０ml　　７，５単位　　７５g

４、ウィスキー、ジン、ラムなど：アルコール濃度４０％

　シングル　　　　３０ml　　　　　１単位　　　　　１０g

　ダブル　　　　　６０ml　　　　　２単位　　　　　２０g

　ボトル１／４　１８０ml　　　　　６単位　　　　　４０g

　ボトル１／３　２６０ml　　７，７単位　　　　　７７g

　ボトル１／２　３６０ml　１１，５単位　　　１１５g

　ボトル２／３　５４０ml　１７，５単位　　　１７５g

　ボトル１本　　７２０ml　　２３単位　　　２３０g

５、焼酎：アルコール濃度２５％

コップ１杯（ボトル１／４）　　１８０ml　３，６単位　３６g

コップ３杯（ボトル１／３）　　２６０ml　５，４単位　５４g

コップ２杯（ボトル１／２）　　３６０ml　７，２単位　７２g

コップ３杯（ボトル２／３）　　５４０ml　１０，８単位　１０８g

ボトル　１本　　　　　　７２０ml　１４，４単位　１４４g

６、缶酎ハイ：アルコール濃度７％、９％

　７％　　　　　　　　　３５０ml　　２，０単位　　２０g

	５００ml	３，０単位	３０g
9％(ストロング缶)	３５０ml	２，５単位	２５g
	５００ml	３，５単位	３５g

資料Ⅷ 「アルコールの血中濃度・呼気中濃度と臨床症状」

・血中アルコール濃度(%)×１０＝血中アルコール濃度（mg/ml）

・血中アルコール濃度(%)×５≒**呼気中アルコール濃度（mg/L）**

・血中アルコール量：呼気中アルコール量＝２０００～２８００：１

呼気中濃度（mg/L）	血中濃度（mg/ml）	時期区分	症状
0.1～0.25	0.2～0.5	爽快期	朗らか、明るい
0.25～0.5	0.5～1.0	ほろ酔い期	多弁、上機嫌、陽気、
0.5～0.75	1.0～1.5	酩酊期	多弁、大声、ロレツが回らない、ふらつく
0.75～1.25	1.5～2.5	酩酊極期	まともに話せない・歩けない、支離滅裂
1.5～2.0	2.5～4.0	泥酔期	歩けない、話せない、意識混濁、嘔吐
2.0～	4.0～	昏睡期	昏睡、尿便失禁、呼吸麻痺

・**酒気帯び運転**

　アルコール呼気中濃度　0.15mg/L 以上

　　　　　　　血中濃度　0.03%以上

0.3mg/ml 以上

・**酒酔い運転**

　アルコールの影響によりまっすぐ歩けないなど正常な運転が困難な状態で車両等を運転する事。アルコールの呼気や血中の濃度等の基準値はない。

資料Ⅸ 「依存症の用語、定義、分類等」

・依存症関係の用語や言葉の定義は医学の世界でもいろいろな解釈があり、まだ適切に統一されていません。まして国が違えば、言語が違えば言葉の持っている意味が違ってきます。日本では依存と依存症は区別されていることもあるようですが英語ではdependenceと単語一言で言い表します。依存と依存症という二つの言葉はありません。嗜癖という言葉の場合は日本では嗜癖という一語です。嗜癖**症(病)**という言葉はありません。英語でも同じく一語で addiction といいます。

共依存 co-dependence（co-dependency）という言葉も、その概念自体も世界的には統一、確定されていません。日本では共依存と共依存**症**という二つの言葉があり、それぞれの分野、研究者や医学者によって解釈が違っています。共依存＝共依存**症**と捉えている人もいれば違うものととらえている人もいます。病気だととらえている人もいれば病気ではないととらえている人もいます。海外では co-dependence(co-dependency)という単語一語です。Co-dependence disease co-dependence syndrome（共依存**症**？）という言葉はないと思います。

本文にも書きましたが、共依存とはお互いに依存しあっているということではなく、本人も家族も依存症という病気にかかってしま

ったということです。本人はアルコール依存症で、家族はそれに巻き込まれて関係依存症にかかって、二人とも依存症になった（つまり共依存症）ということです。それがひどくなるとお互いに依存しあう、本人は家族に依存し家族は本人に依存するという共依存関係になってしまうこともあるということでいいのではないかと考えています。

　私は依存症という言葉自体が、定義があやふやになりがちで医学用語としては適切ではないのではと思います。分裂病が統合失調症と変わったように、依存症や嗜癖という言葉は変えた方がいいと考えています。例えば「コントロール障害」でもいいのではないかと思います。薬物（薬物を摂取・使用する行為）もギャンブルも摂食も窃盗も人間関係（人と関係する行為）も依存症と言われる全て、その**行為・行動のコントロールの障害**を起こしていると考えていいのではないかと思います。

　この本ではまだ一般的な「依存症」という言葉で話を勧めています。

依存＝dependence＝嗜癖？
依存症＝dependence＝dependence disease？ Dependence
syndrome？＝嗜癖

嗜癖＝addiction
嗜癖**症（病）**？⇒addiction disease？ Addiction syndrome？

共依存＝co‐dependence、co-dependency

共依存症＝co‐dependence　co‐dependence　disease?　co-dependence syndrome?

＜依存症：コントロール障害（制御・抑制障害）、嗜癖、使用障害＞

1、物質依存症：物質嗜癖、物質使用障害

　・薬物やアルコールなどの物質の使用がコントロールできない。

2、プロセス依存症：プロセス嗜癖

・行為（過程）のコントロールが出来ない。

・ギャンブル、ゲーム、買い物、窃盗、摂食、自傷などの行為がコントロールできない。

3、関係依存症：関係嗜癖

　・他者に対する特定の行為のコントロールができない。

　・共依存(症)：家族の関係依存症。

　お酒をやめさせようとする行為がコントロールできない。

　世話をする行為がコントロールできない。

＜コントロール障害（行為・行動障害）＞：快をもたらす行為・行動のコントロールができない。

・薬物使用障害（アルコールを含む）：薬物依存症、薬物嗜癖

　　→薬物（アルコールを含む）を使用・摂取する行為がコントロール出来ない

・ギャンブル行為障害：ギャンブル依存症、ギャンブル嗜癖

　　→ギャンブルをする行為がコントロールできない

・ゲーム行為障害：ゲーム依存症、ゲーム嗜癖

　　→ゲームをする行為がコントロールできない

・スマホ使用障害：スマホ使用コントロール障害、スマホ依存症

　　→スマホを使用する行為がコントロールできない

・摂食行為障害：拒食症、過食・嘔吐症

　　→食事に関する特定の行為がコントロールできない

・窃盗行為障害：クレプトマニア、盗癖

　　→物を盗む行為がコントロールできない

・買い物行為障害

　　→買い物する行為のコントロール出来ない

・自傷行為障害

　　→自傷する行為がコントロールできない。

・性行為障害：性依存症

　　→性に関する特定の行為がコントロールできない

・関係行動障害：関係嗜癖、関係依存症

　　→他人と関係する特定の行為がコントロールできない

・その他

＜アルコール使用障害＞

1、20歳未満の飲酒

2、飲んではいけない時間や状況での飲酒

　　朝や日中の飲酒、仕事中や運転中の飲酒など

3、大量の飲酒

①急性アルコール中毒：アルコールを短時間に大量に摂取する

　　ことによる障害、一気飲み等。

　　・身体症状：嘔吐、言語障害（ロレツが回らない）、歩行障害

　　　（ふらつき）、呼吸障害

　　・精神症状：酩酊、傾眠、意識障害

②慢性アルコール中毒：アルコールを長期間にわたって大量に

　　摂取することによる障害

　　ⅰ）個人的問題、障害

　　　1）身体疾患：肝硬変等

　　　2）精神疾患

　　　　1、不眠

　　　　2、認知症

　　　　3、幻覚、妄想：嫉妬妄想、アルコール幻覚症。

　　　　4、アルコール依存症（嗜癖、使用障害、コントロール障

　　　　　害）

　　　　　・精神依存：病的飲酒欲求（渇望）。

　　　　　・身体依存：耐性。

・離脱症候群

　　　身体症状：手指振戦、発汗など。

　　　精神症状：イライラ、けいれん発作、せん妄、幻覚、

　　　妄想など。

ⅱ）家庭的問題、障害

ⅲ）社会的問題、障害

ⅳ）その他

資料Ⅹ　「格言」

＜平安の祈り＞　THE SERENITY PRAYER（1部改）

　　神様　私にお与えください

　　変えられないものを受け入れる落ち着きを

　　変えられるものを変えていく勇気を

　　そして二つのものを見分ける賢さを

＜ゲシュタルトの祈り＞　THE GESTALT PRAYER

　　私は私、そしてあなたはあなた

　　私は私のことをする

　　あなたはあなたのことをする

　　私はあなたの期待に応えるために

　　生きているわけではない

　　あなたは私の期待に応えるために

　　生きているわけではない

　　あなたはあなた、そして私は私

　　偶然二人が出会えば、それはすばらしいこと

　　出会えなかったこと、それもまたすばらしいこと

　　　　・自分の期待に応える事を相手に求めるのは「支配」

　　　　・相手の期待に応える事を自分に求めるのは「奴隷」

＜気づく＞

うまく行っている時、気づかない

自分の事をしている時、気づかない

人と比べている時、気づかない

失敗した時、気づく

失くした時、気づく

命と直面した時、気づく

真剣に見た時、気づく

素直に聞いた時、気づく

正直に話した時、気づく

いつでも耳を傾け

いつでも目を開け

いつでも心を開く

そうすればあなたは気づく

大切な自分に出会い、他人にも出会う

＜魚と人＞

魚（うお）は水

　人は人の中

アル中は酒

　断酒は仲間の中

＜あとがき＞

「ハチドリのひとしずく」

森が燃えていました

森の生き物たちは

われ先にと逃げていきました

でもクリキンディという名のハチドリだけは

いったりきたり

くちばしで水のしずくを一滴ずつ運んでは

火の上に落としていきます

動物たちはそれを見て

「そんなことをして　いったい何になるんだ」

といって笑います

クリキンディはこう答えました

「私は、私にできることをしているだけ」

出典：『ハチドリのひとしずく』(辻 信一監修　光文社)

　ハチドリの水のしずく一滴はなんの役にも立たなかった。いいえ、誰も気づかなかっただけで、一匹の大切な命を救ったのです。その虫は森の火の中を飛んで必死で逃げようとしていました。もう駄目だ、と思った時に天から一滴の水のしずく。それで火から逃がれること

が出来たのです。たとえ小さな一滴でもすばらしい結果をもたらすことがあるのです。

BOB MARLEY にはなれないけれど、せめてハチドリになりたい。

2023 年　令和 5 年　12 月　　上妻英正

追記

　22 世紀アート様　この本を出版していただきありがとうございます。感謝しています。

参考文献

「ハチドリのひとしずく　いま、私にできること」辻信一監修　光文社

「審判　judgement」田代まさし　創出版

「マーシーの薬物リハビリ日記」田代まさし　泰文堂

「生き直す　私は一人ではない」高知東生　青志社

「土竜　もぐら」高知東生　光文社

「告白」清原和博　文藝春秋

「薬物依存症」清原和博　文芸春秋

「清原和博・鈴木泰堂　魂問答」清原和博　鈴木泰堂　光文社

「僕が違法薬物で逮捕され NHK をクビになった話」塚本堅一　KK ベストセラーズ

「アルコール依存症、ある医師の歩いた道」西郊文夫　東峰書房

「やめられない　ギャンブル地獄からの生還」帚木蓬生　集英社

「下手くそやけどなんとか生きてんねん　薬物・アルコール依存症からのリカバリー」渡邊洋次郎　現代書館

「依存症からの脱出　つながりを取り戻す」信濃毎日新聞取材班　海鳴社

「聞いてください　アントンの歌　アルコール編」アントン・中谷　アントン工房

「絶望を希望に変える勇気　アルコール依存症を克服した真実のストーリー」奥村和馬　夢叶舎

「今日も飲み続けた私　プチ・アルコール依存症からの生還」衿野未矢　講談社+α新書

「酒乱の眼　私はこうしてアルコール依存症になった」風見豊　碧天舎

「ただいま回復中・・・？」改訂版　風見豊　株式会社タムラン

「自分史　夫はアルコール依存症だった　発症から回復まで」高房まり　ブイツーソリューション

「アルコール依存症に負けずに生きる　経験者が語る病理の現実と回復への希望」ミック・S　ナカニシヤ出版

「だらしない夫じゃなくて依存症でした」三森みさ　時事通信社

「母のお酒をやめさせたい」三森みさ　KADOKAWA

「壊れた家族で生きてきた」最上うみみ　イースト・プレス

「お酒で壊れた人が集まる場所で」最上うみみ　竹書房

「人生が一度めちゃめちゃになったアルコール依存症OLの話」かどなしまる　KADOKAWA

「現実逃避してたらボロボロになった話」永田カビ　イースト・プレス

「膵臓がこわれたら少し生きやすくなりました」永田カビ　イースト・プレス

「依存症って何ですか？」菊池真理子　秋田書店

「酔うと化け物になる父がつらい」菊池真理子　秋田書店

「わたしはなにも悪くない」小林エリコ　晶文社

「実録　あるこーる白書」　西原理恵子　吾妻ひでお　徳間書店

「西原理恵子×月乃光司の　おサケについての真面目な話　アルコール依存症という病気」小学館

「上を向いてアルコール　元アル中コラムニストの告白」小田嶋隆　ミシマ社

「アルコール依存症の詩」後藤光代　株式会社かんぽう

「薬物依存を超えて　回復と再生へのプログラム」　近藤恒夫　海拓舎

「拘置所のタンポポ　薬物依存再起への道」近藤恒夫　双葉社

「ニッポンの薬物依存　ダメ。ゼッタイ。では絶対にだめ！」デーブ　スペクター　近藤恒夫　生活文化出版

「世の中への扉　ほんとうのドラッグ」近藤恒夫　講談社

「アルコール依存症の妻と共に生きる　小学校校長奮闘記」鈴木康介　星和書店

「医者の家族がアルコール依存症になったわけ」久野良夫　風詠社

「妻はサバイバー」永田豊隆　朝日新聞出版

「依存症からの脱出　酒を断つ！そこにある苦しみと喜びと」直江文子　北辰堂出版

「しくじらない飲み方　酒に逃げずに生きるには」斉藤章佳　集英社

「男尊女卑依存症社会」斉藤章佳　AKISHOBO

「アルコール依存症回復へのアプローチ　地域相談からはじまる道

づくり」長谷川行雄・世良守行編　万葉舎

「アルコール依存症　の早期発見とケアの仕方」世良守行　日東書院

「共依存　自己喪失の病」吉岡隆編　中央法規

「ギャンブル依存症　当事者から学ぶその真実」吉岡隆編集　中央法規

「援助者のためのアルコール・薬物依存症 Q&A」吉岡隆編集　中央法規

「援助職　援助論　援助職が私を語るということ」吉岡隆編著　明石書店

「援助の原点　あるソーシャルワーカーの軌跡」吉岡隆　中央法規

「アルコール依存症は治らない　治らないの意味」なだいなだ　吉岡隆　中央法規

「アディクションと加害者臨床　封印された感情と閉ざされた関係」藤岡淳子編集　金剛出版

「悪習慣の罠」山下あきこ　扶桑社

「＜叱る依存＞がとまらない」村中直人　紀伊國屋書店

「社会学ドリル　この理不尽な世界の片隅で」中村英代　新曜社

「依存症と回復、そして資本主義　暴走する社会で＜希望のステップ＞を踏み続ける」中村英代　光文社新書

「家族が幸せを取り戻すとっておきの方法」アルコール薬物問題全国市民協会（ASK）

「依存症　家族を支える Q&A　アルコール・薬物・ギャンブル依存

症　家族のメッセージを添えて」西川京子　解放出版社

「依存という病癖の物語　家族が苦悩から新生に向かう支援」西川
　　京子　あるほんと文芯房

「対人援助職のための　アディクションアプローチ　依存する心の
　　理解と生きづらさの支援」山本由紀編集　長坂和則著　中央法
　　規

「依存症者を治療につなげる　対人援助職のための初期介入入門」
　　水澤都加佐　大月書店

「あなたのためなら死んでもいいわ　自分を見失う病　共依存」水
　　澤都加佐　春秋社

「依存症」信田さよ子　文藝新書

「依存症臨床論　援助の現場から」信田さよ子　青土社

「実践　アディクションアプローチ」信田さよ子　金剛出版

「アディクション臨床入門　家族支援は終わらない」信田さよ子
　　金剛出版

「カウンセリングで何ができるか」信田さよ子　大月書店

「心理学からみたアディクション」信田さよ子　津川律子（編）

「言葉を失ったあとで」信田さよ子　上間陽子　筑摩書房

「断酒が作り出す共同性　アルコール依存症からの回復を信じる
　　人々」葛西賢太　世界思想社

「生き延びるためのアディクション　嵐の後を生きる彼女たちへの
　　ソーシャルワーク」大嶋栄子　金剛出版

「生きのびるための犯罪(みち)」上岡陽江　イースト・プレス

「セルフヘルプグループ　分かち合い　ひとりだち　ときはなち」
　　岡知史　星和書店

「飲んで死にますか　やめて生きますか」三輪修太郎　星和書店

「Shall we 断酒　ダンスを踊るように、楽しみながらお酒をやめま
　　せんか」若林毅　風詠社

「あなたもきっと依存症　快と不快の病」原田隆之　文藝春秋

「家族を依存症から救う本　薬物・アルコール依存で困っている人
　　へ」加藤力　河出書房新社

「共依存とアディクション　心理・家族・社会」清水新二　培風館

「アルコホリズムの社会学　アディクションと近代」野口裕二　日
　　本評論社

「アルコール依存社会　アダルト・チルドレン論を超えて」中本新一
　　朱鷺書房

「脱アルコール依存社会をめざして　日本のアルコール政策への提
　　言」中本新一　明石書店

「酒の悩みのない社会へ　アルコール依存症をなくすためにわたし
　　たちができること」中本新一　阿吽社

「今日一日だけ　アル中教師の挑戦」中本新一　社会評論社

「仲間とともになおすアルコール依存症　断酒会活動とはなにか」
　　中本新一　明石書店

「脱アルコールの哲学　理屈でデザインする酒のない人生」前田益
　　尚　晃洋書房

「やめたいのにやめられない　悪い習慣をやめる技術」小早川明子

平井槇二　フォレスト出版

「こころをはぐくむ　アルコール依存症と自助グループのちから」
　今道裕之　東峰書房

「よい依存、悪い依存」渡辺登　朝日新聞社

「依存症のすべてがわかる本」渡辺登　講談社

「よくわかるアディクション問題　依存症を知り、回復へとつなげ
　る」長坂和則　へるす出版

「依存症者と向き合って30年　被爆2世の精神科医　依存症治療の
　現場から！！」西脇健三郎　みずほ出版新社

「定年性依存症　定年退職で崩れる人々」岩崎正人　WAVE出版

「夫婦で読むテキスト　あなたが変わる家族が変わる　アルコール
　依存症からの回復」猪野亜郎　ASK

「アルコール依存症　治療・回復の手引き」高木敏　猪野亜朗　小学
　館

「アルコール性臓器障害と依存症の治療マニュアル」猪野亜朗　星
　和書店

「アルコール依存症　家族読本　断酒の動機づけから家族の再構築
　まで」猪野亜朗　ASK

「誌上アル中教室　アルコール依存症回復のための講義録」森岡洋
　星和書店

「よくわかるアルコール依存症　その正体と治し方」森岡洋　白揚
　社　大和出版

「アルコール依存症を知る　回復のためのテキスト」森岡洋　ASK

「アルコール依存症　家族に贈る回復の法則２５」森岡洋　アスク
　　ヒューマンケア

「僕らのアディクション治療法　新しく軌道に乗ったお勧めの方法」
　　常岡俊昭　星和書店

「アルコール依存症は治る　仕事ができる人ほど要注意」河野裕明

「現代社会の新しい依存症がわかる本」樋口進編集　日本医事新報
　　社

「市民のためのお酒とアルコール依存症を理解するためのガイドラ
　　イン」監修樋口進　筆者長徹二

「今すぐ始めるアルコール依存症治療」樋口進　法研

「アルコール依存症から抜け出す本」樋口進　講談社

「お酒が減らせる練習帳」樋口進　メディカルトリビューン

「人を信じられない病　信頼障害としてのアディクション」小林桜
　　児　日本評論社

「依存症のすべて　やめられない気持ちはどこから来る？」廣中直
　　行　講談社

「アルコール依存症　その心の癒しと回復」米田栄之　星和書店

「依存症がよくわかる本　家族はどうしたらいいか？」榎本稔　主
　　婦の友社

「図解　短時間でしっかりわかる　依存症の話」大石雅之　日本文
　　芸社

「ギャンブル・お酒はやめられる！」大塚明彦　森本志保　幻冬舎
　　MC

「そろそろ、お酒やめようかな　と思ったときに読む本」　垣渕洋一
　　青春出版社

「依存症の科学」岡本卓　和田秀樹　化学同人

「依存症社会」和田秀樹　祥伝社新書

「クリニックで診る　アルコール依存症　減酒外来・断酒外来」倉持
　　穣　星和書店

「今日から減酒！お酒を減らすと人生が見えてくる」倉持穣　主婦
　　の友社

「薬物依存の脳内メカニズム」和田清監修　講談社

「依存性薬物と乱用・依存・中毒」和田清　星和書店

「図解でわかる　依存症のカラクリ」磯村毅　秀和システム

「新依存症のカラクリ」磯村毅　東京六法出版

「飲み会の翌朝も元気な人が実践しているかしこい飲酒法」湯本洋
　　介　Gakken

「こころをはぐくむ　アルコール依存症と自助グループのちから」
　　今道裕之　東峰書房

「アルコール依存症がよくわかる本　正しい理解と回復のための６
　　８ケース」小杉好弘　中央法規

「SMARPP-２４　物質使用障害治療プログラム」松本俊彦＋今村扶美
　　金剛出版

「アルコール・薬物・ギャンブルで悩む家族のための７つの対処法
　　CRAFT」吉田精次+ASK　アスクヒューマンケア

「心のお医者さんに聞いてみよう　依存症の人を治療に向かわせる

CRAFT の本」吉田精次監修　大和出版

「アルコール依存症の精神病理」斎藤学　金剛出版

「依存症と家族」斎藤学　学陽書房

「家族パラドクス　アディクション・家族問題　症状に隠された真
　　実」斎藤学　中央法規

「最近飲み過ぎてるなと思っている人のための　お酒の減らし方」
　　成瀬暢也監修　ナツメ社

「内科医・かかりつけ医のためのアルコール使用障害治療ハンドブ
　　ック」成瀬暢也編集　新興医学出版社

「誰でも出来る薬物依存症の診かた」成瀬暢也　中外医学社

「薬物依存症の回復支援ハンドブック　援助者、家族、当事者への手
　　引き」成瀬暢也　金剛出版

「アルコール依存症治療革命」成瀬暢也　中外医学者

「ハームリダクションアプローチ　やめさせようとしない依存症治
　　療の実践」成瀬暢也　中外医学社

「厄介で関わりたくないアルコール依存症患者とどうかかわるか」
　　成瀬暢也　中外医学社

「ハームリダクションとは何か　薬物問題に対する、あるひとつの
　　社会的選択」松本俊彦　古藤吾郎上岡陽江編著　中外医学社

「言葉は命を救えるか　生と死、ケアの現場から」岩永直子　晶文社

5、死にたくなるほどつらいのはなぜ？　松本俊彦さんに聞く子供
　　の SOS の受け止め方

「アディクション・スタディーズ　薬物依存症を捉えなおす１３章」

松本俊彦編　日本評論社

「専門家と回復者に聞く　学校で教えてくれない本当の依存症」松本俊彦＋田中紀子監修　風間暁著　合同出版

「つながりから考える薬物依存症　安心して失敗を語れる絆・居場所づくり」岩室紳也　松本俊彦　安藤晴敏

「やってみたくなるアディクション診療・支援ガイド　アルコール・薬物・ギャンブルからゲーム依存まで」松本俊彦　佐久間寛之　蒲生裕司編集　文光堂

「いまどきの　依存とアディクション　プライマリ・ケア/救急における関わり方入門」松本俊彦　宮崎仁編　南山堂

「自分を傷つけてしまう人のためのレスキューガイド」松本俊彦監修　法研

「アディクションの地平線　越境し交錯するケア」松本俊彦編　金剛出版

「依存症がわかる本　防ぐ、回復を促すためにできること」松本俊彦監修　講談社

「薬物依存症」松本俊彦　ちくま新書

「助けてが言えない　SOSを出さない人に支援者は何が出来るか」松本俊彦　日本評論社

「アルコールとうつ・自殺」松本俊彦　岩波ブックレット８９７

「誰がために医師がいる　クスリとヒトの現代論」松本俊彦　みすず書房

「自分を傷つけずにはいられない　自傷から回復するためのヒント」

松本俊彦　講談社

「もしも死にたいと言われたら　自殺のリスクの評価と対応」松本
　俊彦　中外医学社

「死にたいに現場で向き合う　自殺予防の最前線」松本俊彦　日本
　評論社

「世界一やさしい依存症入門　やめられないのは誰かのせい？」松
　本俊彦　河出書房新社

著者略歴

上妻　英正（こうづま　ひでまさ）

　　1950 年　昭和 25 年　京都市生まれ

　　医学博士、精神保健指定医、アルコール依存症専門医

　　帝京大学医学部卒業

　　帝京大学医学部大学院医学博士号単位取得満期退学

　　帝京大学医学部精神神経科入局

　　不動ヶ丘病院勤務

本当に怖いアルコール依存症

家族も病気になっていませんか？

2024 年 9 月 30 日発行　　　　　著　者　　上妻英正

　　　　　　　　　　　　　　　　発行者　　向田翔一

発行所　　株式会社 22 世紀アート
　　　　　〒103-0007
　　　　　東京都中央区日本橋浜町 3-23-1-5F
　　　　　電話　03-5941-9774
　　　　　Email: info@22art.net　ホームページ : www.22art.net

発売元　　株式会社日興企画
　　　　　〒104-0032
　　　　　東京都中央区八丁堀 4-11-10 第 2SS ビル 6F
　　　　　電話　03-6262-8127
　　　　　Email: support@nikko-kikaku.com
　　　　　ホームページ : https://nikko-kikaku.com/

印刷
製本　　　株式会社 PUBFUN

ISBN : 978-4-88877-312-6
© 上妻英正 2024, printed in Japan
本書は著作権上の保護を受けています。
本書の一部または全部について無断で複写することを禁じます。
乱丁・落丁本はお取り替えいたします。